DU RHUMATISME CHRONIQUE

ET DE SON

TRAITEMENT THERMAL

PAR

LE DOCTEUR CHARLES LAVIELLE

Médecin de l'Etablissement Thermal des BAIGNOTS, à DAX (Landes)

Membre correspondant de la Société d'Hydrologie médicale de Paris

PARIS

OCTAVE DOIN, ÉDITEUR

8, Place de l'Odéon, 8

1889

DU MÊME AUTEUR

Essai sur la topographie médicale du canton de Dax (Paris, 1879).

Essai sur les erreurs populaires relatives à la Médecine (1881)

Du traitement du rhumatisme noueux par les boues végéto-minérales de Dax. (Paris, 1885).

Guide pittoresque et médical du Baigneur à Dax. (Dax, 1886).

Exposé de l'Hydrologie et de la Climatologie de Dax. (Dax, 1886).

Du Rhumatisme et des dermatoses rhumatismales, avec introduction du Dr E. Lancereaux, médecin de l'hôpital de la Pitié, etc. Traduction de la brochure du Dr Olavide, de Madrid. (Paris, O. Doin, 1888)

DU RHUMATISME CHRONIQUE

ET

DE SON TRAITEMENT THERMAL

DAX. — Imprimerie de l'Avant-Garde, 18, rue du Mirailh

A MON EXCELLENT CONFRÈRE ET AMI

M. le Docteur C. RAILLARD (d'Ozourt)

Directeur de l'Etablissement Thermal des BAIGNOTS

Dont les conseils éclairés, la longue expérience et la constante bienveillance m'ont si utilement guidé dans l'étude de la médecine thermale.

Témoignage de gratitude et d'affection

Dr Ch. LAVIELLE.

Dax, Mai 1889.

CHAPITRE Ier

ÉTUDE GÉNÉRALE DES DIVERSES VARIÉTÉS DE RHUMATISME CHRONIQUE

Sous le nom de rhumatisme chronique, on comprend tout un groupe d'affections que l'on a rapprochées par la ressemblance de leurs symptômes et leur chronicité : tels, le rhumatisme articulaire chronique simple, le rhumatisme osseux, etc., etc.

Etudiant plus complètement chacune de ces variétés de rhumatisme chronique, la clinique est parvenue à diviser le groupe des rhumatismes chroniques en trois variétés.

1° Les rhumatismes chroniques consécutifs au rhumatisme articulaire aigu ;

2° Les rhumatismes chroniques d'emblée ;

3° Les rhumatismes chroniques d'origine infectieuse, tels que le rhumatisme génital.

Nous n'ignorons pas qu'actuellement, on a, et à juste titre peut-être, une tendance marquée à isoler du groupe des rhumatismes chroniques certaines arthropathies considérées par des cliniciens éminents, comme d'ordre nerveux : l'arthrite sèche, par exemple.

Mais comme nous n'avons pas à prendre position dans ce débat encore pendant, il nous suffira de démontrer que toutes ces arthropathies, fûssent-elles d'ordre nerveux, sont justiciables, en tout ou en partie, du traitement thermal.

Etant donné un rhumatisme chronique, le traitement thermal peut agir de deux façons : 1° sur la lésion ; 2° sur la diathèse.

Mais nous devons ajouter que si toutes les eaux thermales semblent modifier favorablement les manifestations locales du rhumatisme, il en est parmi elles un certain nombre qui s'adressent plus particulièrement à la *diathèse elle-même*.

Et si pour beaucoup de médecins celle-ci a une importance plus considérable que l'*accident local*, il y a lieu, en outre, de toujours prendre en considération les autres façons d'être du malade. C'est ce qu'a dit excellemment un de nos confrères dans les lignes qui suivent :

« En hydrologie médicale, comme dans toutes les
« branches de la pathologie, il faut, si l'on veut
« ordonner un traitement rationnel, considérer dans
« le problème à résoudre deux facteurs qui ont
« chacun leur importance. Non seulement, il faut
« considérer sous tous ses points de vue la maladie
« que l'on veut combattre, mais encore il faut examiner
« dans tous les sens le terrain sur lequel la maladie
« vient faire son évolution.

« Peut-on admettre que le rhumatisme présentera
« les mêmes indications, demandera les mêmes
« moyens thérapeutiques chez tous ceux qui en sont
« atteints ? Traitera t'on, en un mot, le rhumatisme
« de la même manière chez les sujets pléthoriques,
« nerveux ou lymphatiques ? Peut-on espérer trouver
« dans l'arsenal thérapeutique une formule qui sera
« propre indistinctement à toutes les manifestations
« rhumatismales ? . . . .

« Il y a, dans le traitement du rhumatisme

« chronique, plusieurs indications à suivre : l'une, qui « provient de l'affection elle-même, affection diathési- « que et spécifique ; l'autre, qui provient de la « constitution, du tempérament du sujet. » (1)

Voici la division que nous adopterons dans notre étude :

A. — Rhumatisme chronique simple articulaire, *consécutif* au rhumatisme articulaire aigu.

B. — Rhumatisme chronique d'*emblée*, comprenant :

1° Rhumatisme chronique osseux	articulaire chronique progressif. chronique partiel. Rhumatisme d'Héberden
2° Rhumatisme chronique fibreux	articulaire. péri-articulaire.
3° Rhumatisme chronique abarticulaire	fibreux *(maladie de Dupuytren).* des synoviales tendineuses. musculaire. viscéral. du système nerveux. cutané (arthritides). nodosités rhumatismales durables.

C. — Rhumatismes chroniques infectieux.

(1) Balaruc-les-Bains, au point de vue de ses indications thérapeutiques, par le Dr *Adrien Planche*, médecin inspecteur.

A. — Rhumatisme chronique simple articulaire, consécutif au rhumatisme articulaire aigu

Cette variété succède au rhumatisme articulaire aigu ou subaigu.

Après la cessation des phénomènes inflammatoires, il persiste dans les articulations trois variétés de symptômes : 1° ou de l'hydarthrose ; 2° ou de l'arthrite sèche ; 3° ou de l'œdème péri-articulaire.

L'Hydarthrose, on le sait, est caractérisée par la présence dans la cavité articulaire d'un liquide séreux, d'aspect et de consistance variables. On reconnaît sa présence par le changement de volume de l'articulation, par la sensation du choc de la rotule sur les condyles, sous l'influence d'une dépression un peu brusque, et par la fluctuation.

L'arthrite sèche a, comme signe caractéristique, les craquements secs, rudes, nombreux que l'on perçoit à chaque mouvement de la jointure.

L'œdème péri-articulaire chronique est plus ou moins marqué et plus ou moins dur, c'est-à-dire plus ou moins ancien. Dans ce dernier cas, on dit qu'il y a de l'empâtement péri-articulaire.

Cet œdème péri-articulaire existe seul ou coexiste avec de l'arthrite sèche ou avec de l'hydarthrose. Que le rhumatisme se présente sous la forme d'arthrite sèche, d'hydarthrose ou d'œdème péri-articulaire, il est le plus souvent accompagné d'un symptôme qui fait rarement défaut : la douleur.

Celle-ci affecte certains points d'élection, variables

pour chaque articulation, et que Bouilly a très bien décrits dans une de ses cliniques de l'Hôpital Necker(1).

Au genou, on rencontrera une sensibilité fort vive à la partie interne du condyle interne, un peu au dessus de l'interligne articulaire, au niveau du point où la synoviale se réfléchit. A côté de ce point, il en est un autre que l'on rencontre très fréquemment et qui est situé au-dessous de la rotule, de chaque côté du ligament rotulien, dans cette partie de l'articulation où existe un volumineux peloton cellulo-graisseux, en rapport également avec une réflexion de la synoviale.

A l'épaule, les points douloureux sont : 1° à la partie antérieure de la région, lorsqu'on presse sur la tête de l'humérus ; 2° à la face postérieure, immédiatement au-dessous de l'acromion ; 3° dans le creux de l'aisselle, à la partie inférieure de la synoviale.

Au coude, on trouve surtout deux points à la partie postérieure de l'articulation, de chaque côté de l'olécrâne, et un troisième au niveau de l'interligne articulaire de la petite articulation radio-cubitale supérieure, surtout lorsqu'on fait exécuter au membre des mouvements de pronation et de supination.

En général, ces divers points se rencontrent dans les régions où la synoviale est superficielle ou recouverte de filets nerveux.

A côté de cette douleur à la pression, il en existe une autre, articulaire, spontanée, qui s'exacerbe par les mouvements et sous l'influence du froid humide. Cette douleur, d'une intensité variable, oblige souvent le malade à garder le repos.

Le rhumatisme chronique simple est surtout poly-

(1) *Semaine Médicale.* — 21 septembre 1882.

articulaire : il affecte les grandes et les petites jointures, le genou et l'épaule parmi les grandes, les articulations du rachis, des doigts, des orteils parmi les petites.

C'est une maladie à rémission et à exacerbation, pendant lesquelles le malade présente une exaspération des douleurs, de l'œdéme, de l'hydarthrose, un peu de rougeur et de chaleur à la peau, en un mot, une légère poussée aiguë.

Il n'amène généralement pas de déformations proprement dites des articulations; mais il peut être suivi de raideur, d'immobilisation de la jointure. Du côté des muscles, on constate quelquefois que les tendons, par le seul fait de leur immobilité prolongée, ont contracté des adhérences avec leurs gaînes ; quant aux fibres musculaires, elles peuvent être atrophiées. La raideur de l'articulation n'est pas le seul phénomène observé : il y a encore de la faiblesse articulaire, venant de ce que les agents moteurs de l'articulation ont subi l'atrophie.

Tous les faisceaux musculaires ne sont pas également atrophiés, et certains groupes sont plus facilement atteints : c'est ainsi qu'au genou le droit antérieur, à la hanche les fessiers, à l'épaule le deltoïde, au bras le biceps et le brachial antérieur subissent généralement la plus grande atrophie. Celle-ci est telle quelquefois que les saillies osseuses de la région font un relief des plus prononcés, et qu'à un examen superficiel du membre, on pourrait croire à une véritable malformation.

D'une note présentée à la Société médico-pratique (1)

(1) 28 Mars 1887.

par M. docteur Cazalis (d'Aix), il ressort que chez un grand nombre de rhumatisants chroniques (surtout dans le rhumatisme chronique simple), il existe une prédominance des manifestations arthritiques d'un côté du corps. Cette prédominance est telle que les malades peuvent être appelés des hémi-rhumatisants, et que l'hémi-rhumatisme peut être considéré comme une variété de rhumatisme chronique. Chez ces malades d'ailleurs, la localisation dimidiée n'est pas absolue, mais pendant un certain temps plus ou moins long, bien souvent pendant des années, le rhumatisme prédomine d'un côté ; si bien que cette région du corps est toujours par les malades considérée comme leur côté faible, celui où les attaques du rhumatisme sont et resteront les plus fréquentes, les plus pénibles et les plus tenaces. Il faut noter aussi que cette prédominance d'un côté, cette hémilatéralité des accidents morbides s'observe, non seulement pour les arthrites, mais pour d'autres manifestations, telles que la bronchite chronique, la congestion pulmonaire et le froissement pleurétique décrit par Colin. Il est à remarquer d'ailleurs que la chorée et l'hystérie, qui sont si souvent des manifestations de l'arthritisme, prédominent également d'un côté. mais beaucoup plus souvent à gauche qu'à droite.

Ces faits sembleraient venir encore à l'appui de cette théorie, incertaine encore, mais qui tend de plus en plus à être agréée par beaucoup d'esprits, que la distribution des manifestations rhumatismales chroniques a une origine nerveuse, c'est-à-dire que le système nerveux central a une grande part d'influence dans la pathogénie du rhumatisme chronique.

Le rhumatisme chronique simple articulaire est, parmi les rhumatismes chroniques, celui qui est le plus souvent accompagné de lésions viscérales proprement dites : telles que bronchites subaiguës, tenaces, quinteuses, de dyspepsie, d'asthme, etc., etc. De plus, on observe fréquemment des lésions cardiaques et artérielles dont il faudra tenir grand compte dans l'étude du traitement thermal.

B. — Rhumatismes chroniques d'emblée

1° *Rhumatisme chronique osseux*

L'étude de cette variété de rhumatisme est presque toute entière dûe à M. le professeur Charcot. Sa classification est à ce jour admise par tout le monde, tant en France qu'à l'étranger. Elle comprend :

a. — Le rhumatisme articulaire chronique progressif.

b. — Le rhumatisme chronique partiel.

c. — Le rhumatisme d'Héberden.

a. — **Rhumatisme articulaire chronique progressif**

Désigné encore sous les noms d'*arthritis rhumatismo-superveniens* (Musgrave) de *goutte asthénique primitive* (Landré-Beauvais), de *nodosités des jointures* (Haygarth), de *polyarthrite déformante* (Jaccoud), de *rhumatisme chronique osseux multi-*

articulaire (Besnier). de *rhumatisme goutteux* (Füller), d'*arthrite rhumatoïde* (Garrod), d'*arthrite déformante ou noueuse* (Beau), de *rhumatisme noueux* (Trousseau), le rhumatisme articulaire chronique progressif débute habituellement par les petites articulations des mains et des pieds pour s'étendre de là, en montant vers le tronc, aux articulations plus volumineuses des membres.

Il est symétrique, c'est-à-dire qu'il atteint presque en même temps les articulations homologues des deux côtés, et il est déformant.

La maladie est quelquefois précédée de douleurs fugaces et erratiques qui suivent le trajet d'un cordon nerveux ou qui atteignent les muscles ou les articulations. Habituellement, des crises douloureuses envahissent quelques jointures, surtout celles des mains. Ces crises durent plus ou moins longtemps et sont accompagnées de tuméfaction passagère des jointures. Plus tard, de nouvelles atteintes surviennent, les crises douloureuses se prolongent, les rémissions sont moins complètes, les déformations, d'abord passagères, s'accentuent, deviennent persistantes, et le rhumatisme noueux est constitué (Dieulafoy).

Les extrémités supérieures sont atteintes les premières, le plus souvent symétriquement. Bien que le début se fasse habituellement par les petites jointures, il n'est pas rare de voir une grosse articulation être le point de départ de la maladie.

En même temps que ces premiers phénomènes, on voit rapidement apparaître la rétraction spasmodique des muscles et les altérations dans la forme et la direction des membres. La synoviale s'épaissit, les extrémités osseuses, atteintes d'ostéochondrites, augmentent de volume : d'où déformations, subluxations, ankylose cellulaire et rétraction des tissus fibreux.

Les formes les plus diverses de déformations se rencontrent dans les articulations.

Le professeur Charcot, auquel nous devons une étude approfondie du sujet, dit Lancereaux (1), admet deux types principaux pour les extrémités supérieures. Le plus commun a pour caractères : 1° la flexion à angle obtus, droit ou même aigu de la phalangette sur la phalangine; l'extension de la phalangine sur la phalange. 2° la flexion de la phalange sur la tête des métacarpiens ; la flexion à angle moins obtus des métacarpiens et du carpe sur les os de l'avant-bras. Le plus souvent, il existe en outre une inclinaison en masse de toutes les phalanges vers le bord cubital de la main, puis une déviation en sens inverse des phalangines sur les phalanges.

Le second type est représenté par l'extension de la phalangette sur la phalangine, la flexion des phalangines sur les phalanges et la flexion plus ou moins prononcée du carpe sur les os de l'avant-bras, ceux du coude étant presque fléchis. Dans un certain nombre de cas enfin, il existe simplement une déviation en masse des phalanges vers le bord cubital de la main, avec flexion des phalanges sur les os métacarpiens, et nodosités articulaires (2).

Chacun de ces types offre des variétés plus ou moins

(1) Traité de l'Herpétisme.

(2) Cette déviation des doigts vers le bord cubital de la main, qui est une des caractéristiques de la maladie, a reçu diverses interprétations étiologiques.

Tandis que pour beaucoup elle est dûe à la tuméfaction

distinctes que nous nous dispenserons de signaler, mais dont il est facile de se faire une idée.

M. Vidal qui a fait sur le rhumatisme noueux une étude remarquable, admet, outre ces types de Charcot, un type *rectiligne* dans lequel les doigts sont rigides, mais en demi-flexion totale sur les métacarpiens, et en déviation totale sur le bord cubital.

Le pouce de la main, qui jusqu'ici a été passé sous silence, peut aussi être parfois déformé et dévié; l'extrémité du premier métacarpien étant presque toujours tuméfiée, la première phalange se trouve le plus souvent dans la flexion ou dans l'extension.

Le gros orteil est le siége d'une modification importante et des plus communes, par suite du renflement et de la saillie de l'extrémité du premier métatarsien. Cette saillie plus ou moins irrégulièrement arrondie, occupe le bord interne du pied et distend la peau qui est à son niveau amincie, rouge ou recouverte d'un durillon. Elle est généralement désignée sous le nom d'*oignon* (1) et regardée à tort par un certain nombre de chirurgiens

inégale des têtes métacarpiennes, M. le professeur Potain (*Journal de médecine et de chirurgie pratiques*, tome LIX. Août 1888) — l'attribue au contraire à une action musculaire.

A l'état normal, dit-il, les lombricaux réagissent contre la déviation produite par la contraction des muscles extenseurs, mais quand les lombricaux sont parésiés, cette action est annulée. C'est ce qui arrive dans cette forme de rhumatisme; les lombricaux placés au voisinage des articulations enflammées sont intéressés à un certain degré dans le même processus et sont altérés dans leur fonctionnement.

(1) C'est de la même manière que, d'après M. le professeur Potain, il faudrait expliquer cette déformation particulière de l'articulation métatarso-phalangienne. Il arrive, en effet, que lorsque l'articulation a été enflammée, les muscles du voisinage se parésient; et comme cette jointure est une de celles qui fatiguent le plus, la déformation s'accentue très rapidement; c'est secondairement que se produisent les inflammations des bourses séreuses et les diverses altérations qui font de l'*oignon* une affection souvent très sérieuse.

comme uniquement produite par l'usage de mauvaises chaussures. Elle se rencontre, en effet, chez des personnes qui n'ont jamais eu à supporter ces inconvénients, ce qui prouve que la chaussure, dans l'espèce, joue tout au plus le rôle de cause occasionnelle. La déviation des phalanges est commune; le pouce tout entier se porte en dehors au point de croiser les autres doigts, mais en général toutes les phalanges suivent le même mouvement.

Les déformations du cou du pied sont plus rares; celles des jambes existent dans un assez grand nombre de cas. Lorsque l'altération est symétrique, les genoux sont tantôt écartés (bancal), tantôt rapprochés (cagneux), suivant que les condyles externe ou interne sont le siége d'un accroissement osseux plus considérable que leurs congénères. Les fémurs sont fréquemment dans la rotation en dehors, et le pied, par cela même, se trouve écarté de la ligne médiane; la tête fémorale peut être chassée de la cavité cotyloïde, d'où une luxation plus ou moins complète et une gêne notable dans la marche.

Les articulations des vertèbres ne sont pas à l'abri des altérations qui nous occupent; elles sont parfois le siége de craquements secs, et la colonne vertébrale elle-même présente des déviations diverses, suivant la région affectée et le degré d'intensité du mal. Il résulte de là des attitudes vicieuses désignées par quelques auteurs sous le nom de *mal de Pott rhumatismal*, et qui peuvent faire croire à des affections de la moëlle épinière, tant à cause des douleurs vives que de la contracture et même de la paralysie qui parfois les accompagnent.

A la région cervicale, où cette altération est relativement commune, il se produit une ensellure en vertu de laquelle la face regarde en avant et en haut, tandis que la partie postérieure de la tête semble rentrée dans les épaules ; mais quelquefois aussi, la face regarde en bas, la tête raide et fléchie présentant une attitude qui rappelle celle de la paralysie agitante ; la localisation de la lésion à la région dorsale est généralement suivie d'une courbure à convexité postérieure, peu différente de celle de la tuberculose vertébrale, tandis qu'à la région lombaire elle peut accentuer l'ensellure ; dans tous les cas, ce désordre apporte des difficultés réelles dans les mouvements de flexion et d'extension.

Toutes choses égales d'ailleurs, les déviations sont moins prononcées chez les sujets plus âgés dont la maladie suit une évolution lente, mais le volume des têtes des os et des stalactites osseuses est plus considérable.

Les déformations de cette variété de rhumatisme se présentent sous deux formes différentes : 1° la forme *atrophique* (Vidal) : c'est une sorte de sclérodermie ; 2° la forme *œdémateuse* qui simule l'éléphantiasis, et qui reste limitée souvent aux membres inférieurs.

Mais, quelle que soit la forme, atrophique ou œdémateuse, qu'affectent les membres malades, la conséquence est toujours la même : perte des mouvements et infirmité plus ou moins absolue.

La maladie se divise en deux périodes : la premiére, caractérisée par les douleurs et la phase active des lésions osseuses et articulaires ; la deuxième, par l'assoupissement de tous les phénoménes d'acuité et par la création définitive de l'infirmité.

Bouchard (1) considère le rhumatisme articulaire chronique progressif comme une maladie constitutionnelle, héréditaire, mais il ne lui paraît pas évident qu'elle soit une maladie *rhumatismale*.

« Cherchez, dit-il, dans les statistiques de Charcot, « de Trastour, de Cornil, vous trouverez signalée « l'hérédité rhumatismale dans un cinquième des cas, « quelques dermatoses et rien autre. A défaut de cette « parenté rhumatismale qui n'est pas démontrée pour « moi par cette proportion, je trouve dans les antécé- « dents du malade de la scrofule dans l'enfance, « je trouve parmi les maladies qui coïncident avec le « rhumatisme noueux, la phthisie et l'albuminurie. « Le prétendu rhumatisme chronique progressif est « donc une maladie de déchéance. Etiologiquement, « c'est une maladie de misère ; et comme on l'a dit « avec pièces historiques à l'appui, c'est la maladie « des troglodytes. »

Frappé par les analogies qui existent entre les déformations du rhumatisme noueux et celles qui appartiennent à quelques affections nerveuses, à la paralysie agitante en particulier, M. Bouchard se demande si cette maladie n'est pas de l'ordre des maladies névrotrophiques ?

Quoique le rhumatisme noueux soit généralement une maladie de l'âge adulte, il ressort des observations consignées dans un travail de M. le docteur Lacaze-Dori, ancien interne à l'Hôpital des Enfants, que cette forme se rencontre quelquefois chez les enfants, à partir de l'âge de deux ans. Les symptômes sont

(1) Bouchard. Maladies par ralentissement de la nutrition.

analogues à ceux qu'on observe chez l'adulte et chez le vieillard ; la marche en est chronique avec des allures subaigues au début ; les phénomènes de subacuité persistent pendant un temps variable, de quelques mois à plusieurs années. Après cette période plus ou moins longue, les phénomènes douloureux diminuent, les exacerbations sont de moins en moins fréquentes ; puis la maladie est franchement chronique. Sa durée totale varie de une à plusieurs années. La guérison est la règle. Il est exceptionnel, chez les enfants, que le rhumatisme noueux suive une marche progressive et amène des lésions incurables. Son pronostic est par conséquent moins grave qu'il ne l'est chez les adultes et les vieillards, l'affection n'ayant pas, en général, la marche progressivement envahissante qu'elle affecte le plus ordinairement chez ces derniers.

b. — **Rhumatisme chronique partiel**

Connue encore sous les dénominations de *morbus coxæ senilis*, lorsqu'elle siège à la hanche, d'*arthrite sénile*, d'*arthrite déformante partielle*, cette variété de rhumatisme chronique diffère de la précédente par le petit nombre des articulations prises, son siège sur les grandes articulations, sa forme chronique d'emblée, son début insidieux et le peu d'intensité des douleurs.

Etudiée surtout au point de vue de la pathologie externe, cette forme de rhumatisme présente, au point de vue de la diathèse rhumatismale, certains caractères intéressants.

Elle paraît quelquefois succéder au rhumatisme

articulaire aigu (Adams). Tantôt son début est aigu, quoique le rhumatisme soit partiel dés l'origine.

Au contraire, il arrive, et c'est le plus souvent, que le début est lent, insidieux, les accidents restant localisés, à l'origine, sur une seule jointure.

Enfin, l'on cite des cas où le rhumatisme, après être resté fixé pendant longtemps sur un certain nombre de jointures, se généralise.

Quelle que soit d'ailleurs son origine, les phénomènes articulaires, lorsque l'affection est régulièrement constituée, sont les suivants :

1° Déformation de l'articulation résultant de la présence des crêtes osseuses, de corps étrangers, d'hydarthrose, de la tuméfaction des épiphyses, etc.

2° Douleur spontanée vague.

3° Douleur provoquée nulle.

4° Craquements trés prononcés.

La maladie peut arriver à produire l'ankylose par fusion des surfaces articulaires ou par ostéophytes périphériques.

Les grandes articulations (le genou et la hanche) sont les jointures de prédilection de cette forme de rhumatisme.

Sa localisation à une articulation, dans toute son évolution, constitue un de ses caractéres cliniques les plus importants.

D'aprés Bouchard (1) le rhumatisme chronique partiel serait plutôt la prolongation que la terminaison ou la transformation du rhumatisme aigu.

« On voit quelquefois, dit ce professeur, survenir

(1) Bouchard. — Loc. Cit.

« au cours du rhumatisme chronique partiel, des « recrudescences aiguës, des attaques de polyarthrite « aiguë qui n'intéressent pas exclusivement les « jointures affectées et qui semblent bien être de la « nature du rhumatisme articulaire aigu. Le rhuma- « tisme chronique partiel est sujet lui aussi à des « complications inflammatoires qui sont rares mais « qui sont réelles et qui affectent les mêmes tissus « sur lesquels peuvent porter les complications du « rhumatisme articulaire aigu. A côté de ces « endocardites, de ces péricardites, de ces pleurésies « du rhumatisme chronique partiel, signalons la « fréquence chez les malades qui en sont affectés, des « névralgies, des migraines, du lumbago, de l'asthme, « de certaines dermatoses que nous avons déjà « indiquées dans la parenté morbide du rhumatisme « articulaire aigu. »

c. — **Rhumatisme d'Héberden**

Appelée aussi *rhumatisme chronique des phalanges*, et longtemps confondue avec la goutte, cette maladie consiste dans la production de petits nodules durs, du volume d'un petit pois environ, qu'on rencontre au voisinage de la seconde articulation phalangienne ; l'extrémité digitale est en même temps un peu déviée et l'articulation est rigide, sans craquements.

Ces saillies, fermes, dures, résistantes, sont constituées par des ostéophytes plus ou moins réguliers, acuminés et adhérents, par des ostéoïdes ou corps étrangers mobiles, quelquefois contenus dans un tendon ou un ligament.

Le début est trés obscur.. Il y a quelquefois par accés de la rougeur, de la chaleur et une légére tuméfaction des parties molles.

Les lésions anatomiques sont celles de l'arthrite séche.

Ce rhumatisme n'a pas les complications viscérales inflammatoires du rhumatisme mono-articulaire ou du rhumatisme aigu, et en particulier il n'attaque le cœur que d'une façon trés exceptionnelle.

Mais il a des relations presque nécessaires avec d'autres maladies qui sont de la famille des maladies rhumatismales, avec la migraine, la névralgie faciale, la sciatique, le lumbago, etc.

Il a enfin des relations fréquentes avec la goutte. le diabète, l'obésité, la lithiase biliaire, l'asthme et l'eczéma (Bouchard).

Il ne faut pas confondre les nodosités d'Héberden, *qui siègent à la troisième articulation des doigts*, avec les *nodosités de Bouchard*. Ces dernières, en effet, qui semblent appartenir en propre à la dilatation de l'estomac, siégent *au niveau de l'articulation de la phalange avec la phalangine* (comptodactylie).

Elles ont l'apparence d'un renflement qui augmente plus ou moins les dimensions transversales de cette articulation.

Le renflement porte le plus souvent sur l'épiphyse de la phalangine. Quand on palpe l'articulation, on trouve qu'elle est lisse sur toute sa périphérie ; aucun noyau induré, aucune incrustation calcaire n'existe au niveau des ligaments. La peau n'a subi aucun changement de couleur ni de consistance ; les mouvements sont aussi aisés que dans l'autre articulation du doigt, celle de la phalangine avec la phalangette, et que dans les articulations homologues de personnes qui n'ont point les doigts ainsi noueux.

On voit habituellement chez les sujets qui présentent à un haut degré les déformations signalées par M. Bouchard les quatre doigts noueux. Mais il n'est pas rare de ne voir que deux ou trois doigts ou même un seul qui soient ainsi déformés. Les plus fréquemment atteints de la déformation à l'état isolé sont l'annulaire et l'auriculaire ; puis vient le médius. La nodosité de l'auriculaire s'accompagne assez souvent, et surtout chez les femmes, d'une tendance générale de ce doigt à s'incliner vers l'axe de la main.

On peut voir coexister chez le même sujet les nodosités d'Héberden et celles de Bouchard (1).

2° *Rhumatisme Chronique Fibreux*

a. — **Rhumatisme chronique fibreux articulaire**

Dans cette forme, les douleurs siègent surtout dans les ligaments ou les capsules articulaires. Elles sont communes, et jouent un grand rôle dans la gène et les raideurs qu'éprouvent les malades.

Le rhumatisme fibreux articulaire se montre rarement isolé ; il accompagne presque toujours le rhumatisme articulaire chronique proprement dit.

(1) Paul le Gendre. — Dilatation de l'estomac et fièvre typhoïde. Valeur sémiologique des nodosités de Bouchard. — Paris, 1886.

b. — Rhumatisme chronique fibreux péri-articulaire

Dans cette forme, que Besnier appelle *arthro-périarthrite fibreuse déformante*, « les altérations « articulaires proprement dites persistant ou ayant « cessé, les lésions péri-articulaires, les phlegmasies « aponévrotiques et tendineuses prédominent, per- « sistent et évoluent de manière à produire des « déplacements articulaires (subluxations), des « déviations osseuses et des rétractions tendineuses, « aussi prononcées que celles qui accompagnent « quelques formes de rhumatisme chronique dans » lesquelles les altérations articulaires atteignent un « degré considérable. » (Besnier).

Cette variété de rhumatisme chronique a été signalée pour la première fois en 1867, par M. le professeur Jaccoud, dans ses leçons cliniques de la Charité.

Quelques années plus tard, Tedeschini (de Milan), rapportait une nouvelle observation, et enfin M. le Dr Besnier, dans l'article « Rhumatisme » du « Dictionnaire encyclopédique des sciences médicales, » en retraçait une description complète.

Cette forme de rhumatisme est caractérisée par une phlegmasie chronique des tissus lamineux péri-articulaires qui produit des rétractions, des raideurs, des déviations des jointures. Le signe capital est que, dans ces diverses modifications qui surviennent dans la manière d'être des articulations, *il n'existe aucune altération des extrémités osseuses ou cartilagineuses* :

ces déviations, comme le montre l'examen clinique, sont produites par la rétraction des parties fibreuses et aponévrotiques.

Les déformations s'observent surtout aux articulations des extrémités, des mains et des pieds par exemple.

« Le rhumatisme chronique fibreux, dit Besnier, « comprend plusieurs variétés qui dépendent soit de « son siége, soit de son degré ; pouvant atteindre « toutes les jointures, on le trouve accentué « surtout aux pieds et aux mains, déviant spéciale- « ment les doigts qui donnent insertion aux faisceaux « des aponévroses plantaire et palmaire, le gros « orteil et le pouce étant laissés en dehors ; puis « au genou et au coude, à l'articulation de l'épaule, « amenant ces rétractions et ces pseudo-ankyloses « qui sont traditionnellement considérées comme « appartenant au domaine de la chirurgie. Quand « elles sont localisées aux mains, les déviations sont « complexes, mais c'est toujours la flexion des « phalanges sur les métacarpiens qui constitue la « déformation capitale, combinée avec la déviation en « masse vers le bord cubital. Aux pieds, la déviation des « quatre derniers doigts vers le bord externe constitue « habituellement la déviation principale, les doigts « restant parfois rectilignes, comme dans la forme « atrophique décrite par M. Vidal. »

Le rhumatisme fibreux est peu douloureux : dans beaucoup de cas, il ne l'est même pas. Cette variété de rhumatisme est d'emblée chronique ou peut survenir à la suite du rhumatisme articulaire aigu, comme dans les cas étudiés par M. le professeur Jaccoud.

Il est très probable que beaucoup de cas de rétractions des doigts, de sclérodermies rentrent dans cette variété de rhumatisme fibreux.

3° *Rhumatisme Chronique Abarticulaire*

Le rhumatisme qui ne siége pas sur les articulations peut affecter les viscères, les muscles, les nerfs, la moëlle, les vaisseaux, le tissu cellulaire sous-cutané et la peau, le tissu fibreux, etc., etc., d'où les variétés de rhumatisme viscéral, musculaire, névralgique, cutané, fibreux, etc.

Disons un mot de chacune de ces formes.

a. — **Rhumatisme fibreux** (Maladie de Dupuytren)

Si, en parlant du rhumatisme fibreux proprement dit, nous n'avons pas signalé cette maladie, qui semble cependant faire partie de cette variété, c'est qu'elle affecte un type tout à fait particulier et que son étiologie est encore fort obscure.

C'est une affection qui a été décrite pour la première fois par Alibert (1) et à laquelle les célébres leçons de Dupuytren (2) ont fait donner le nom de l'illustre chirurgien.

(1) Alibert. — Monographie des dermatoses. — Paris. 1832.

(2) Dupuytren. — Leçons orales de clinique chirurgicale. — 1839.

Elle est caractérisée par une rétraction successive des tendons fléchisseurs de la main avec endurcissement calleux de la peau qui les couvre.

La question étiologique de l'affection est des plus controversées : les uns, restant convaincus de sa nature purement locale, traumatique, inflammatoire ; les autres, au contraire, ne voyant dans cette maladie que la localisation d'une diathèse (diabète, goutte, saturnisme, syphilis). Malgré ces divergences, et comme cette affection est le plus souvent la conséquence de la diathèse rhumatismale, nous croyons ne pas devoir la passer sous silence.

Le début, dit Chuffart (1), est en général très lent ; et ce n'est que peu à peu que le malade s'aperçoit de l'altération survenue, par suite de l'impotence fonctionnelle qui en est la conséquence. Il n'est pas rare cependant de voir la rétraction s'annoncer par une période prodromique de picotements, de tiraillements, de douleurs. Dans certains cas, la rétraction paraît provoquée par la production d'une petite nodosité sous-cutanée qui s'établit à l'état permanent sous la forme de fibrome douloureux, et la rétraction ne survient qu'ensuite. Il est rare que l'affection envahisse d'emblée plusieurs doigts ; presque toujours l'annulaire est pris le premier. La maladie peut rester stationnaire, mais elle ne tarde pas le plus souvent à envahir les doigts voisins, respectant généralement le pouce.

A la période d'état, la rétraction varie, depuis la simple gêne jusqu'à la flexion forcée, les doigts

(1) Des affections rhumatismales du tissu cellulaire sous-cutané. — Paris. Félix Alcan. 1886.

touchant complétement la paume de la main et y laissant l'empreinte des ongles ; mais la flexion moyenne est communément observée et les doigts atteints se présentent avec les caractères suivants : la première phalange est fléchie sur la paume de la main, la deuxième phalange est fléchie sur la première, la troisième phalange reste au contraire en extension par rapport aux deux autres, disposition que les rapports anatomiques expliquent suffisamment à ce niveau ; la peau de la face palmaire est sèche, dure, rugueuse, présentant absolument l'aspect d'une cicatrice ; elle est adhérente aux parties profondes. Les plis normaux sont effacés et la peau est le plus souvent soulevée par une corde fibreuse faisant une saillie plus ou moins considérable.

Les tendons fléchisseurs des doigts ne sont pas seuls à présenter des modifications de ce genre. On les a également signalées dans le tendon du palmaire grêle (Dupuytren), dans le long palmaire (Noble Smith), dans l'aponévrose antibrachiale.

La marche de l'affection est très variable : tantôt lente, plus ou moins rapide, il est possible de la voir disparaître à la suite d'un traitement approprié sans intervention chirurgicale.

b. — Rhumatisme chronique des synoviales tendineuses

A côté de cette forme toute particulière, nous devons mentionner le *Rhumatisme chronique des synoviales tendineuses* (synovites chroniques).

Il s'observe surtout aux membres supérieurs, dans les coulisses tendineuses des doigts, et dans les abondantes synoviales qui entourent les poignets. On le rencontre aussi dans la bourse du psoas, au cou de pied, dans la séreuse des extenseurs et des péroniers, au creux poplité.

Ces synovites sont simples ou à grains riziformes. Elles se développent d'une manière insidieuse. En un des points indiqués plus haut, une gaîne, une bourse tendineuse s'accuse par une saillie qui tend à s'accroître, et ce gonflement est souvent le seul signe appréciable ; aussi, dans les régions profondes, au creux poplité par exemple, c'est le hasard qui fait parfois découvrir l'existence d'un kyste synovial. Cependant, il est des cas où des douleurs sourdes, spontanées, même des poussées aiguës surviennent ; certains mouvements exagèrent les souffrances, et on constate une attitude vicieuse du segment de membre que meuvent les cordons tendineux dont la gaîne est chroniquement enflammée. Comme dans les synovites du poignet, les doigts, et particulièrement l'auriculaire et l'annulaire, sont fléchis ; on ne peut les redresser sans provoquer une douleur intolérable.

A ce moment, le kyste a fait des progrès et les tissus qui doublent la synoviale ayant une résistance inégale, certaines de ses parties, plus faibles, se laissent dilater plus que d'autres ; la tumeur irrégulièrement bosselée, a un aspect presque caractéristique : sur la face palmaire des doigts, on voit deux ou trois saillies hémisphériques séparées par des brides fibreuses préarticulaires ; au poignet, le ligament annulaire du carpe, à peu près inextensible, sépare la saillie palmaire de la saillie antibrachiale et la tumeur a la forme d'un bissac. Dans la gaîne des péroniers, la tuméfaction allongée suivant l'axe du membre est au contraire assez régulièrement cylindrique. Dans les tumeurs séreuses du creux poplité, le kyste revêt une forme à peu près arrondie.

La marche des synovites chroniques est des plus lentes ; parfois surviennent quelques douleurs spontanées, sourdes, et de peu de durée. Les attitudes vicieuses restent stationnaires ou augmentent jusqu'à la déviation complète (1).

c. — **Rhumatisme musculaire** (Myodinie)

Le rhumatisme peut également se localiser dans les muscles : il porte alors le nom de rhumatisme musculaire. Cette dénomination, consacrée par l'usage, ne nous paraît pas irréprochable, car, lorsqu'on a affaire à une douleur de cette nature, il est difficile de savoir si c'est le muscle seul qui est atteint, et si les tissus vasculaires, nerveux et aponévrotiques de la région ne sont pas également affectés.

« Le symptôme le plus essentiel, et ordinairement « l'unique symptôme du rhumatisme musculaire, dit « de Niemeyer (2), consiste en douleurs ayant le « caractère du tiraillement ou de l'arrachement. Des « mouvements exécutés avec les parties atteintes ou « des déplacements de leurs fibres exagèrent ces « douleurs, tandis qu'une pression unique les « modère le plus souvent. Aux douleurs s'ajoute « quelquefois l'impossibilité de contracter les muscles

(1) Reclus. — Pathologie externe. — Tome I.

(2) de Niemeyer. — Traité de pathologie interne et de thérapeutique. — Tome II.

« malades et de leur faire exécuter les mouvements « actifs. La peau qui couvre les parties atteintes de « rhumatisme, n'est ni rouge, ni tuméfiée, ni plus « chaude que la peau environnante. Le soir, les « souffrances s'exaspèrent ; dans la matinée elles « diminuent le plus souvent. Le froid et l'humidité ont « ordinairement une action fâcheuse, tandis que la « chaleur sèche produit de bons effets. Cependant, il « arrive quelquefois que la chaleur du lit augmente « les douleurs rhumatismales.

« Tantôt le rhumatisme musculaire est vague, « c'est-à-dire que les douleurs disparaissent à un « endroit pour se montrer à un autre, tantôt il est fixe « et reste limité à des muscles, à des aponévroses, « etc. »

Comme conséquence de la douleur, il existe une grande gêne dans les mouvements ou même une immobilité des parties malades qui donne lieu souvent à des positions singulières : telle est la position inclinée de la tête dans le torticolis, la raideur ou la flexion permanente des lombes dans le lumbago. Dans le rhumatisme musculaire chronique, les mouvements sont souvent complètement empêchés dans les muscles douloureux ; il y a quelquefois de la contracture dans les membres et une immobilité absolue ; au bout d'un certain temps, les membres sont considérablement amaigris, par suite du repos prolongé.

Selon les différences de localisation, on distingue des formes nombreuses de rhumatisme musculaire dont quelques-unes ont reçu des noms particuliers.

Parmi les principales formes, nous citerons la

pleurodynie, qui a principalement son siége dans le muscle grand pectoral et dans les intercostaux ; le *torticolis*, siégeant dans un des sterno-cleido-mastoïdiens. Lorsque les muscles du cou et de la nuque sont affectés *(cervicodynie),* les mouvements de la tête deviennent très douloureux, et il se développe une *raideur de la nuque*, affection souvent compliquée d'une angine gutturale.

Nous citerons encore l'*omodynie* ou *scapulodynie* (rhumatisme de l'épaule), si fréquente chez les blanchisseuses et les lingères. On le reconnaît, dit de Niemeyer, à la gêne des mouvements de l'omoplate et du bras, ainsi qu'aux fortes douleurs qu'on fait naitre en déplaçant les fibres du trapèze, du grand dorsal, du deltoïde, ou bien quand ce sont les couches profondes des muscles du dos qui sont en souffrance, à l'attitude raide des malades et aux douleurs qu'ils éprouvent en voulant se baisser.

Un rhumatisme qui se distingue par sa violence et par la rapidité souvent surprenante de son développement, c'est le *lumbago*, ou rhumatisme des muscles lombaires et de l'aponévrose dorso-lombaire.

Signalons encore la *deltoïdite* (rhumatisme du deltoïde), la *céphalodynie ou rhumatisme épicrânien* (de l'occipito-frontal), le rhumatisme *pré-abdominal* (des parois antérieures et latérales de l'abdomen, etc., etc.)

Enfin, tous les muscles des extrémités peuvent être pris de rhumatisme soit isolément, soit par groupes ; ce qui fait que tantôt tel mouvement, tantôt tel autre, devient douloureux ou impossible.

d. — Rhumatisme viscéral

Il est très difficile de bien préciser les limites du rhumatisme viscéral : aussi les auteurs ne s'entendent-ils pas sur les affections qui doivent rentrer dans ce cadre et celles qui doivent en être exclues. Pour nous, par rhumatisme viscéral, nous n'entendons pas seulement les métastases sur des organes internes dans la structure desquels entrent le tissu musculaire ou le tissu fibreux, mais nous visons également le rhumatisme qui se localise d'emblée, en dehors des localisations articulaires, dans un viscère dont les tissus sont prédisposés à être le siége de ces manifestations anormales de la diathése rhumatismale.

Dans ces manifestations auxquelles nous faisons allusion, la douleur perd son caractére et ses formes primitives, en raison de l'organe atteint et des prédispositions individuelles ; de telle sorte qu'on voit souvent un rhumatisme abandonner les articulations ou certains muscles et se transformer en un catarrhe gastrique ou viscéral, en une névralgie, en une dysenterie, une dyspepsie, en une hépatite, etc., etc.

Mais dans le rhumatisme viscéral *primitif*, il n'y a d'intéressés que les tissus musculaires ou fibreux de l'organe affecté, cette localisation donnant lieu à une hyperplasie de la fibre charnue du cœur par exemple ou à des altérations du tissu musculaire et fibreux de la trachée et des bronches, des plans musculaires de la vessie ou du tube gastro-intestinal.

Ces manifestations atteignent également les sujets diathésiques ayant eu ou non auparavant d'autres manifestations rhumatismales, sous la seule influence d'une forte impression de froid ou l'action répétée de cet agent. C'est pour cette raison qu'il existe un rhumatisme viscéral primitif qui n'est dû à aucune métastase, et un autre qui au contraire est consécutif à la métastase. Les véritables métastases conservent plus de rapport avec l'organe ou l'appareil atteint et avec l'idiosyncrasie du sujet qu'avec l'élément pathogénique de la maladie ; de telle sorte qu'un rhumatisme musculaire ou articulaire qui devient métastasique peut donner lieu à une dyspepsie, à une diarrhée sans douleurs, à des accès d'asthme, tandis que dans le rhumatisme viscéral *primitif*, la lésion se localise exclusivement dans le tissu musculaire ou fibreux d'un organe interne : la douleur constitue le symptôme prédominant, affectant dans l'estomac et l'intestin la forme de crampes s'aggravant par la pression et le froid et s'atténuant par le repos et la chaleur.

Le même phénomène se produit lorsque la localisation se fait sur l'appareil respiratoire : quoique le malade soit atteint de toux, la douleur est encore le symptôme le plus pénible et le plus fatigant.

En certains cas cependant, le diagnostic est assez difficile ; mais les antécédents du sujet, ses conditions morbides et les autres données dont il faut tenir compte pourront aider à déterminer si l'on a affaire ou à un rhumatisme viscéral primitif, ou bien à un rhumatisme consécutif à une métastase, ou bien encore à une douleur indépendante du rhumatisme.

---

e. — Rhumatisme du système nerveux

Le rhumatisme produit des névralgies qu'il faut distinguer des névralgies *à frigore*. Elles ne présentent pas du reste des caractères pathognomoniques : ce sont leurs connexions pathogéniques qui indiquent leur nature.

Tous les nerfs peuvent être atteints : le sciatique semble l'être plus spécialement.

La névralgie rhumatismale peut être accompagnée de zona et de divers troubles trophiques (atrophie musculaire) que l'on considère généralement comme dépendant de l'état anatomique du nerf qui serait atteint de *névrite*.

La douleur névralgique est continue, sourde, contusive, avec des accès ou paroxysmes pendant lesquels elle prend une intensité inouïe. En dehors des accès, le malade éprouve une sensation d'endolorissement, d'engourdissement, de fourmillement, de brûlure. Il peut y avoir de l'anesthésie ou de l'hyperesthésie cutanée.

Assez souvent, on observe des crampes, des secousses douloureuses, de l'affaiblissement musculaire et de la parésie dans les membres affectés.

« Quoi qu'en dise Besnier, le rhumatisme développe « aussi des *paralysies périphériques*. Sans les « confondre avec les paralysies à frigore, il y a des « paralysies rhumatismales du facial et même du « radial (malgré les travaux de Panas) et de plusieurs « autres nerfs aussi.

« Le rhumatisme chronique peut aussi se mani- « fester sur la moëlle et le cerveau.

« Sur la moëlle, il entraîne un état de congestion « probable des enveloppes de celle-ci reproduisant « le tableau de l'irritation, et que Besnier décrit ainsi : « douleurs dorsales ou latérales du tronc aggravées « par la chaleur du lit, par le décubitus dorsal ; « douleurs alternantes dans les membres inférieurs « (sciatiques), mais sans paralysies motrices ; « secousses brusques aux premiers moments du « sommeil ; priapisme nocturne ou matinal, augmenté « plutôt que diminué par la satisfaction vénérienne ; « douleurs vagues en ceinture ou dans les flancs, et « quelquefois vers le scrotum ou l'ovaire. Chez certains « malades, les malaises nocturnes, plus localisés, « occupent les lombes et les masses dorsales, le « coccyx, le rectum et la vessie, produisant alors une « série très nombreuse de misères nocturnes qui « diminuent au réveil, s'effacent ou s'atténuent avec le « lever, restent compatibles avec un état de nutrition « générale et de santé en apparence satisfaisant, mais « empoisonnent littéralement l'existence des patients, « que l'on traite souvent de malades imaginaires. » (1).

En dehors de cela, le rhumatisme est une cause de vraies myélites, diffuses et systématisées (ataxie locomotrice, atrophie musculaire, etc., etc.)

Il existe aussi des manifestations rhumatismales cérébrales, en dehors de toute arthropathie actuelle ou récente.

Colin a décrit un rhumatisme cérébral chronique : vertiges avec ou sans chute, surdité avec bruit dans les oreilles, insomnie, tristesse profonde avec crainte

(1) Grasset. — Traité des maladies du système nerveux.

excessive d'une mort prochaine, perte de mémoire, faiblesse générale et inappétence, etc., etc. La durée est de quelques mois à quelques années, avec des rémissions dans ce dernier cas.

Le rhumatisme peut aussi produire des anévrysmes miliaires, et par suite, l'hémorrhagie cérébrale classique.

En tête des névroses que peut engendrer le rhumatisme, il faut placer la chorée. Puis il y a la tétanie, même le tétanos, qui est rhumatismal dans certains cas, et la migraine.

Enfin, d'aprés Durand (thése de Paris 1880), l'hystérie serait une manifestation fréquente du rhumatisme.

f. — **Rhumatisme cutané**

Le rhumatisme peut également se manifester sur la peau et engendrer des dermopathies connues sous le nom d'*arthritides* ou de *rhumatides*.

Les arthritides affectent spécialement la face, les mains, les pieds, les régions pileuses, les parties génitales, etc. Généralement régulières dans leurs formes et l'exacte limitation de leurs contours, elles sont nummulaires et bien circonscrites.

Entre les groupes qui les séparent, il y a toujours des intervalles de peau saine qui n'ont aucune tendance à se réunir, comme on le voit pour les herpétides, par exemple.

Les arthritides arrivent presque aussitôt à l'état stationnaire qu'elles ne quittent ordinairement que pour décroître, tandis que les herpétides gagnent chaque jour du terrain et s'étendent de plus en plus.

Elles sont asymétriques, tandis que les herpétides se développent simultanément sur des points similaires.

Elles sont d'une couleur rouge vineux, violacée, comme framboisée. Elles sont congestives et souvent accompagnées de dilatations variqueuses des vaisseaux capillaires. Elles sont généralement moins sécrétantes que les autres dermopathies.

Elles récidivent avec grande facilité et le plus souvent sur la même région.

Elles n'occasionnent pas, comme les herpétides, de démangeaisons intenses : elles donnent plutôt lieu à une sensation de picotements, de cuisson et d'élancements.

Elles coexistent avec des affections de nature rhumatismale.

g. — **Nodosités rhumatismales**

Signalées pour la première fois par Froriep, elles ont été étudiées par Jaccoud. Mais c'est surtout depuis les travaux de Troisier et Brocq (1), d'Hirchsprung, et depuis l'étude si remarquable de Brissaud (2) que l'attention a été appelée sur elles.

Ces nodosités n'ont pas de siège de prédilection : elles respectent en général le thorax et l'abdomen ; on les rencontre surtout aux membres, au niveau des

(1) Troisier et Brocq. — Les nodosités sous-cutanées éphémères et le rhumatisme (*Revue de Médecine*, 1881.)

(2) Brissaud. — Du bubon rhumatismal et de la valeur pronostique des nodosités rhumatismales éphémères (*Revue de Médecine*, 1885, p. 241).

articulations des os superficiels et surtout de la boîte crânienne.

Tandis que les nodosités *éphémères* semblent relever de l'arthritisme, les nodosités sous-cutanées *durables* méritent bien la dénomination de rhumatismales que Troisier leur a appliquées dans son deuxième travail (*Société médicale des Hôpitaux*, 16 octobre 1883). Le plus souvent, en effet, c'est au cours d'une attaque articulaire plus ou moins vive qu'on les voit apparaître. D'autres fois, on les voit coexister avec d'autres manifestations de la diathèse rhumatismale (érythème, chorée), et cela surtout chez les enfants.

Voici, d'aprés Jaccoud, quels sont leurs caractéres cliniques : ce sont des indurations aplaties ou sphériques bien limitées, du volume d'un pois ou d'une noisette ; elles sont en nombre variable et elles peuvent siéger assez loin des jointures. Ces nodosités n'apparaissent pas à simple vue, il faut les chercher par la palpation ; elles donnent à la main les mêmes sensations que les saillies de l'érythème noueux : elles n'en différent vraiment que par le volume moindre et l'absence de rougeur.

Leur nombre varie de 1 à 50 et 60; elles sont diversement réparties, apparaissent par poussées successives, disparaissent progressivement sans laisser de traces, sauf peut-être chez les enfants.

D'aprés Brissaud, ces nodosités appartiendraient aux rhumatismes graves et longs, et le plus souvent à des rhumatismes récidivés ou à des rhumatismes qui récidivent à courte échéance.

Nous aurions à parler d'autres manifestations

intéressantes du rhumatisme, du *pseudo-lipome* de Potain, des *sclérodermies*, de l'*œdème rhumatismal*, de l'*œdème carpo-métacarpien*, etc., etc. Mais, outre que ces affections sont assez rares, elles ne nous paraissent pas justiciables du traitement thermal au même titre que celles que nous avons signalées ; c'est pourquoi nous les passerons sous silence.

C. — Des Rhumatismes chroniques infectieux

Pseudo-rhumatismes (Bouchard)

On entend sous le nom de rhumatismes *infectieux*, *septiques*, *parasitaires* ou *virulents*, certaines variétés de manifestations rhumatismales qui surviennent dans le cours de maladies infectieuses, telles que la blennorrhagie, la syphilis, l'érysipèle, etc., etc. (1).

La localisation de ces rhumatismes se fait habituellement sur les grandes articulations. Une seule se prend d'abord, le genou par exemple : puis l'affection se généralisant, les autres articulations sont successivement envahies.

Ce qui les distingue du rhumatisme généralisé,

(1) On a trouvé dans certaines arthrites secondaires aux infections générales le micro-parasite de ces maladies : les *gonococcus de Neisser* dans les liquides des synoviales articulaires enflammées, dans la blennorrhagie — les *streptococcus* vulgaires — les *micrococcus ellipsoïdes* volumineux, réunis en chaînettes (de Friedlander) — les *diplococcus de Fehleisen* dans une arthrite consécutive à un érysipèle, etc., etc.

c'est que dans celui-ci les fluxions articulaires disparaissent sans laisser de traces, tandis que dans les arthropathies infectieuses, il reste toujours des vestiges de l'affection : raideurs ou atrophies musculaires.

D'aprés F. de Lapersonne (1), il y a cinq degrés dans l'arthropathie infectieuse.

1° De l'arthralgie (fréquente aprés la scarlatine, l'érysipéle, la blennorrhagie); 2° l'hydarthrose (rare); 3° la polyarthrite subaiguë, trés fréquente: caractérisée par des douleurs peu intenses et du gonflement avec ou sans épanchement ; 4° l'arthrite aiguë plastique ou suppurée ; 5° l'arthrite purulente d'emblée.

Nous n'insisterons pas sur ces diverses manifestations, car elles présentent des caractéres spéciaux qui permettront de les différencier des véritables rhumatismes que nous venons d'étudier plus haut.

Ainsi, dans la blennorrhagie, on peut observer soit de l'arthralgie, caractérisée par des douleurs sans inflammation proprement dite, soit de l'hydarthrose, soit du rhumatisme articulaire ou abarticulaire, soit de l'arthrite blennorrhagique.

Dans leur période aiguë, ces diverses manifestations peuvent avoir une certaine apparence de généralisation, mais bientôt elles se localisent à une seule articulation où elles peuvent se fixer d'une manière définitive. On est en présence alors d'un rhumatisme chronique qui présente au plus haut degré les caractéres du rhumatisme chronique vrai. Les antécédents, la marche de la maladie, aideront à dépister la nature exacte de l'affection.

(1) F. de Lapersonne. — Thése d'agrégation. 1886.

Le traitement du rhumatisme chronique blennorrhagique est, en tous points, identique au traitement du rhumatisme chronique simple.

Il en sera de même pour la syphilis. On peut, dans les périodes secondaire et tertiaire de cette maladie, voir apparaître de l'arthralgie, de l'hydarthrose ou même de l'arthrite chronique. Le diagnostic se fera par les antécédents, la présence de syphilides ou leurs traces ; la guérison sera assez rapide sous l'influence de l'iodure.

D'une façon générale, le traitement des rhumatismes chroniques infectieux sera celui du rhumatisme chronique simple.

D'ailleurs, comme nous l'avons déjà dit, on tend de plus en plus aujourd'hui à attribuer une origine septique au rhumatisme ordinaire, et par conséquent la division entre le rhumatisme dit simple et le rhumatisme infectieux tend aussi de plus en plus à disparaître.

Troubles musculaires consécutifs aux arthrites

Le rhumatisme provoque généralement dans le système musculaire certains troubles que nous croyons bon de signaler, et qui ont fait l'objet d'une étude très intéressante dûe à M. Victor Wallich, interne des hôpitaux (1). Nous ferons à ce travail les plus larges emprunts.

Les troubles musculaires consécutifs aux arthrites,

(1) *Gazette des Hôpitaux.* — 11 août 1888.

dit l'auteur, peuvent affecter différentes formes : atrophie, paralysie, contracture. Ces formes peuvent se montrer isolées ou associées. Le plus souvent, l'atrophie et la paralysie se montrent ensemble, à des degrés différents ; on les voit quelquefois évoluer d'une façon indépendante l'une par rapport à l'autre. La contracture peut se montrer seule ou accompagne les deux formes précédentes.

Atrophie. — Elle présente, comme particularité remarquable, sa rapidité d'évolution. Sa marche est progressive, mais seulement dans les muscles primitivement atteints, sans présenter de tendance à la généralisation. Le siége de prédilection de ces atrophies est sur les muscles extenseurs de la jointure malade : le deltoïde pour l'épaule, les fessiers pour la hanche, le triceps crural pour le genou. Elle n'est pas toujours limitée aux seuls muscles voisins de l'articulation ; elle peut se montrer dans les muscles de tout un membre. Aussi, à un point de vue plus général, on peut dire avec Vulpian (1) que l'atrophie se trouve localisée dans les muscles situés au-dessus de la jointure. Pourtant, dans ces cas où l'atrophie se montre sur d'autres muscles que les extenseurs, on a remarqué que ces derniers présentaient une atrophie plus accentuée.

En résumé, cette atrophie présente, comme caractères particuliers, sa rapidité d'apparition, puis d'évolution, sa localisation sur les muscles extenseurs. Cette relation entre le siége de l'affection articulaire et la localisation de l'atrophie musculaire est même

(1) Maladies du système nerveux. — Tome II. Paris, 1886.

assez régulière pour être utilisée dans les cas de diagnostic difficile (1).

Paralysie. — La paralysie affecte les mêmes localisations que l'atrophie et se montre principalement sur les muscles extenseurs de l'articulation malade. Elle se présente à des degrés très variables. Le plus souvent, elle est incomplète. Le muscle ou les muscles frappés ne se contractent qu'imparfaitement, lors d'un mouvement voulu et sous l'influence d'un effort plus considérable. Dans d'autres cas, la paralysie est complète ; les efforts du malade sont impuissants à faire durcir le muscle ou les muscles atteints. Si la paralysie porte sur le deltoïde, à la suite d'une arthrite de l'épaule, le bras est pendant le long du tronc ; il ne peut être étendu, alors que tous les autres muscles du bras et de l'avant-bras ont conservé leur volume et leur force. A la suite d'une arthrite du genou, les troubles paralytiques portent sur le triceps crural ; le malade ne peut ni marcher ni se tenir debout ; il sent son membre inférieur se dérober sous lui, et comme nous l'avons dit pour l'atrophie, on est frappé de la localisation de ces troubles, et de leur apparition précoce. Quant au rapport qui existe entre l'atrophie et la paralysie, il est incontestable, comme l'a fait remarquer M. le professeur Charcot, que l'impuissance motrice est d'autant plus accentuée que l'amyotrophie elle-même est plus marquée.

Mais néanmoins on peut parfois observer que ces troubles ont une indépendance l'un par rapport à

(1) *Progrès Médical.* — Juin 1882.

l'autre, puisqu'il est des cas où la paralysie se produit à la suite d'arthrites aiguës, dès le lendemain du début de l'arthrite, pour augmenter ensuite ou décroître. Dans des cas semblables, il est impossible de considérer la paralysie, l'impotence fonctionnelle comme l'effet de l'atrophie, qui n'est apparente que quelques jours plus tard, alors que la paralysie est en décroissance.

Il est certain que, en dehors de toute paralysie, le malade qui souffre de son articulation évite de la mouvoir, mais alors il peut, si on l'y invite, contracter, faire durcir le muscle soupçonné, sans aller jusqu'à lui faire exécuter un mouvement douloureux. Or, malgré tous ses efforts, il ne peut souvent y parvenir, et ces efforts deviennent incontestables, si, en en contractant d'autres muscles, les fléchisseurs intacts, par exemple, il opère des mouvements qui sont, eux aussi, des causes de douleurs dans sa jointure malade. Du reste, cette impotence localisée peut survivre à la douleur, et même persister lorsque tous les signes de l'arthrite ont disparu.

Contractures. — Etudiées par Duchenne (de Boulogne) sous la dénomination de contracture ascendante réflexe, ces contractures ont fait l'objet d'un travail récent dû à M. Blocq qui les a présentées comme le type des contractures vraies ou spasmodiques. Un premier fait, très fréquent, et constituant une ébauche de la contracture, est ce que M. Blocq a proposé de classer sous le nom de *spasme de défense :* une contracture instinctive, involontaire, des muscles moteurs voisins d'une articulation malade et douloureuse, lorsqu'on cherche à lui faire opérer des mouvements. Cette contraction, de passagère peut devenir permanente, et alors on se trouve en présence d'une véritable contracture, s'exaspérant lorsqu'on veut lutter contre elle, et pouvant, comme le dit M. le professeur Duplay (1) faire croire à une ankylose.

A côté de cette contracture, nous devons signaler celle qui naît insidieusement dans les arthrites, à évolution lente.

L'accord semble fait aujourd'hui pour reconnaître aux attitudes vicieuses consécutives aux arthrites l'action simultanée de plusieurs facteurs, dont le principal est précisément la contracture. Elle apparaît dés les premiers temps de l'arthrite, c'est elle qui marque le sens de la déviation, qui donne la direction de l'attitude vicieuse. Pendant longtemps on peut en rester là, mais au voisinage d'une articulation chroniquement malade, on voit d'autres phénoménes se produire. Les parties péri-articulaires s'épaississent, deviennent fibreuses ; cette transformation frappe les insertions tendineuses des muscles et même les portions charnues de ceux-ci. Ce nouveau processus fixe les muscles contracturés dans l'état où ils se trouvent : ce sont les phénoménes décrits par M. le professeur Charcot, sous le nom de rétraction fibro-tendineuse (2), phénoménes qui n'ont pas besoin pour leur développement d'une propagation inflammatoire venue de l'articulation, mais qu'on a vus aussi succéder à des contractures d'origine hystérique.

(1) Follin et Duplay. — Pathologie externe. — T. III.
(2) Charcot. — *Bulletin Médical.* — 23 mars 1887.

Ces contractures sont généralement localisées sur les muscles entourant l'articulation, mais certains groupes musculaires peuvent être plus frappés que d'autres, et l'on peut voir réaliser ce que M. Charcot a décrit à propos du rhumatisme chronique dans les extrémités du membre supérieur : des types d'extension et de flexion. Ces divers troubles musculaires sont très fréquents.

La nature de l'arthrite paraît indifférente à leur production et ils semblent plutôt liés au fait même de l'arthrite qu'aux influences qui produisent celle-ci.

La pathogénie de ces troubles est fort obscure. Cependant, d'après les théories généralement admises aujourd'hui, on est disposé à les considérer comme des phénomènes réflexes. Pour Hunter, la sympathie entre les muscles et l'articulation était si frappante, qu'il voyait en elle les apparences de la raison. Duchenne (de Boulogne), Charcot, Vulpian, Erb, ont placé dans la catégorie des phénomènes réflexes ces troubles musculaires, qui ne seraient que l'expression d'un état médullaire, né lui-même de la transmission, par voie nerveuse, des phénomènes irritatifs articulaires.

Ces troubles musculaires sont très durables. Ils s'étendent rarement en surface, mais progressent sur le point qu'ils ont frappé, et il peut arriver un moment où les désordres sont tels que tout retour à l'intégrité est devenu impossible.

La guérison de l'arthrite doit être le but des efforts du médecin, et les différentes méthodes de traitement de ces troubles musculaires ne peuvent avoir d'efficacité réelle que lorsque la cause qui les a produits, l'arthrite, n'existe plus.

CHAPITRE II

INDICATIONS & CONTRE-INDICATIONS DU TRAITEMENT THERMAL

Le rhumatisme chronique n'est jamais pur de tout alliage, et il emprunte le plus souvent à l'organisme qu'il habite des caractères spéciaux qui nécessitent un mode d'emploi spécial des eaux minérales.

C'est ainsi que la maladie aura des allures différentes suivant qu'elle atteindra un lymphatique, un nerveux ou un sanguin.

Aussi, il est une règle qu'il ne faut jamais négliger, car elle est d'une importance capitale en médecine thermale : c'est l'accommodation de telle ou telle espèce d'eau minérale à la forme de chaque rhumatisme, c'est-à-dire aux caractères particuliers que le rhumatisme emprunte à la prédominance du tempérament, du vice héréditaire, de maladies concomitantes, de constitution morbide plus ou moins évidente des sujets.

Mais avant d'aborder ce sujet, établissons tout d'abord, par quelques citations empruntées à des praticiens éminents, que la médecine thermale est bien la médication par excellence du rhumatisme chronique.

« Toute eau minérale naturelle, chaude, faible ou « forte, quelle que soit sa minéralisation, employée en « piscines, en douches, en étuves... fait le fond du « traitement du rhumatisme proprement dit. » (Pidoux)

M. Durand-Fardel répète dans ses ouvrages que « toutes les eaux minérales, douées d'une haute « température, sont appropriées au traitement du « rhumatisme.

« Elles agissent, dit-il, par deux des éléments de « la médication thermale : la thermalité et les agents « balnéothérapiques ; et comme leur usage interne « ne prend qu'une part peu importante dans le « traitement du rhumatisme simple, qu'il agit surtout « à titre complémentaire et comme boisson chaude, il « en résulte que la nature de l'eau minérale n'a qu'une « importance secondaire. »

Billout émet la même opinion.

« La plupart des eaux à haute température et à « minéralisation faible, dit-il, double condition qui se « trouve presque toujours réunie, sont applicables au « traitement du rhumatisme. Cette haute thermalité « est la condition indispensable de l'application des « eaux minérales à ce traitement. »

Nous pourrions multiplier les citations et prouver par leur nombre que tous les médecins s'accordent à reconnaître que l'indication générale du traitement du rhumatisme chronique consiste dans l'emploi de l'eau thermale : mais c'est là un fait tellement consacré par la clinique, qu'il nous paraît inutile d'insister.

Pourquoi la thermalité de l'eau est-elle donc indispensable ? Et les médecins qui ont étudié cette question, ont-ils établi ce traitement sur des bases scientifiques et bien exactes ? C'est par une série de nombreuses observations et par les résultats acquis, par l'expérience en un mot, que l'on est arrivé à formuler que le rhumatisme était tributaire de la médication thermale.

Le rhumatisme, on le sait, a pour symptôme capital la douleur et en seconde ligne les lésions articulaires. On admet en général que le froid prolongé est la cause déterminante du rhumatisme, car on le trouve dans presque toutes les étiologies de la maladie. D'autre part, tout le monde connait cette sensibilité spéciale que le rhumatisant éprouve pour le froid, et l'action fâcheuse que cette action exerce sur le réveil ou l'aggravation des manifestations articulaires, action dûe probablement à une congestion des nerfs. On comprend dès lors l'influence heureuse de la thermalité.

Celle-ci agit-elle en congestionnant la peau, en augmentant la sécrétion sudorale, en activant la circulation générale, en produisant, en un mot, une révulsion générale sur l'enveloppe cutanée ?

C'est là l'opinion la plus généralement accréditée, et ce qui tendrait à prouver sa vérité, c'est que sous l'influence de la chaleur, l'élément congestif qui est la caractéristique du rhumatisme à son début, diminue et disparaît.

Quand l'affection est ancienne et qu'elle a engendré des lésions articulaires ou péri-articulaires dont l'élément sclérose forme la base, la chaleur aidera à la résorption de ces divers produits d'inflammation.

En outre, il est bon d'ajouter que la thermalité des eaux sera aidée dans ses bons effets par la balnéothérapie, c'est-à-dire par les diverses méthodes employées : bains, douches, étuves, etc., etc.

Toutes ces méthodes qui donnent d'excellents

résultats lorsqu'elles sont bien appliquées, peuvent devenir un instrument nuisible entre des mains inhabiles ou inexpérimentées.

Comme nous l'avons déjà dit, le rhumatisme est ordinairement, le plus souvent même, combiné à des états constitutionnels ou diathésiques, auxquels il emprunte des caractères de fixité et des conditions d'existence toutes spéciales. C'est ainsi qu'il présentera une allure toute différente suivant qu'il se rencontrera chez des individus mous, lymphatiques ou scrofuleux, ou chez des sujets excitables ou névropathiques.

Dans ces cas, l'indication thérapeutique devra viser à la fois et le rhumatisme et les circonstances auxquelles il doit sa persistance.

Puisque, en effet, le rhumatisme porte l'empreinte d'un vice originel ou acquis, n'est-il pas évident que le devoir du médecin est d'essayer de corriger ces vices, de modifier la constitution du malade ? Ne faut-il pas aller profondément et s'attaquer à l'acte pathologique primordial, au-delà de l'organe malade ? N'est-ce pas dans ce cas qu'on est en droit d'observer le : *Perfecta curatio a causis exoritur ?*

« L'indication fondamentale, écrit M. le professeur « Jaccoud, est de modifier la disposition constitution- « nelle qui perpétue les accidents ; or, le traitement « thermal seul peut remplir cette indication. »

Mais comme les eaux à haute température présentent de très grandes différences dans leur constitution et leurs propriétés, et que, d'autre part, les indications dans le traitement du rhumatisme découlent des conditions constitutionnelles des sujets qui en sont atteints, on devra choisir celles dont l'appropriation se rapporte précisément à ces conditions de constitution (Durand-Fardel).

« J'accorde, dit Constantin James, aux eaux « minérales la plus grande action contre le rhuma-« tisme ; seulement, les guérisons seraient plus « fréquentes et plus durables si, au lieu d'envoyer « indistinctement aux mêmes bains une foule « d'affections, qu'on décore du titre de rhumatisme, « on ne se prononçait sur le choix d'une eau, qu'après « une étude réfléchie des divers caractères qui donnent « à toute maladie son individualité. C'est dans « l'appropriation de ces caractères à l'activité propre « de chaque source, qu'on peut trouver la clef de la « médication thermale. »

M. de Ranse déclare qu' « en présence du nombre « considérable des eaux minérales et de la multiplicité « des indications que chacune peut remplir, il est « de l'intérêt des malades, des praticiens et des « stations elles-mêmes, que le médecin hydrologue « cherche non à étendre, mais à restreindre le plus « possible, à spécialiser en quelque sorte leurs « indications. »

Mais il n'est pas toujours facile de déterminer la station qui convient à tel ou tel malade : et c'est là, d'après Fonssagrives, une *œuvre très délicate*.

Gubler partage le même avis lorsqu'il dit que le « choix de l'eau minérale naturelle la mieux « appropriée constitue l'un des problèmes les plus « compliqués et les plus difficiles qu'il soit donné au « médecin. »

C'est à M. Durand-Fardel que revient l'honneur d'avoir inauguré cette doctrine de la spécialisation des eaux, voie féconde à laquelle sont dûs, en grande partie, les progrès récents de l'hydrologie médicale.

« Je suppose, dit-il (1), que l'ont ait à traiter un « rhumatisme articulaire avec empâtement des « jointures, chez un individu de constitution lympha- « tique déterminée. Si l'on recourt à des eaux minérales « très justement réputées pour le rhumatisme, Aix « (Savoie), Néris, Plombières, Chaudesaignes, je ne « dis pas que l'on n'obtiendra aucun résultat ; je sais « qu'au moyen de la seule thermalité, habilement « dirigée, on pourra agir sur les phénomènes « douloureux, et même jusqu'à un certain point sur « l'altération organique. Mais on n'obtiendra que des « effets incomplets, et le malade sortira de son « traitement aussi lymphatique qu'auparavant. On « aura fait une médication plutôt palliative que « curative.

« Si, au contraire, on a recours à des eaux minérales « aptes à modifier la constitution lymphatique, comme « les eaux à sulfuration plus fine et plus effective « qu'Aix, comme Barèges ou Luchon, ou à minérali- « sation plus prononcée et mieux appropriée qu'à « Néris, Chaudesaignes ou Plombières, comme « Bourbonne, Bourbon-l'Archambault, Lamotte, etc., « on atteindra la maladie bien plus sûrement et plus « profondément, on aura effectué une médication plus « rationnelle et plus efficace.

« Maintenant, si l'on a affaire à un rhumatisme « névropathique ou à des névralgies rhumatismales, « ces mêmes eaux, que leur minéralisation déterminée,

(1) Discussion sur le traitement du rhumatisme par les eaux minérales. — (Annales de la Société d'Hydrologie, Tome VII.)

« jointe à une haute thermalité, rend stimulantes à « un haut degré, ne seront plus tolérées, et l'on devra « revenir à ces eaux si spéciales dans les affections « névropathiques, telles que Néris, ou Plombières, ou « Luxeuil, ou Bains, etc., etc. »

Les individus lymphatiques, mous, appauvris, anémiés, réclameront donc des eaux excitantes et reconstituantes, les sulfureuses et les chlorurées sodiques par exemple qui agiront heureusement sur ces terrains mous et paresseux, à réaction médiocre. Il leur faudra des bains à température modérée, des douches chaudes, pas trop fréquentes, ni d'une trop longue durée, afin de ne pas provoquer des transpirations excessives qui ne feraient qu'augmenter la débilitation de l'organisme.

Si maintenant le malade est un véritable scrofuleux, on devra le diriger vers les sulfureuses très fortes ou les chlorurées sodiques d'une haute thermalité. Dans ce cas, on ajoutera au traitement les moyens hydrothérapiques les plus énergiques, les bains prolongés, les douches répétées, les étuves, les douches de vapeurs locales, surtout lorsque la douleur sera modérée.

Chez les rhumatisants nerveux, au contraire, on emploiera une médication peu excitante, consistant dans l'usage des eaux peu minéralisées, les indéterminées par exemple. Il conviendra, en outre, d'éviter les moyens trop énergiques, et tandis que chez les gens mous et lymphatiques la vapeur et l'étuve amèneront à la périphérie une révulsion utile et nécessaire, on devra ici se contenter de douches et de bains à température douce et constante.

Ce fait a une haute importance, dit Morice, (1) puisque

(1) Loc. cit.

certaines eaux peu minéralisées sont susceptibles d'exaspérer les douleurs rhumatismales, et de l'aveu même qu'en fait Bertrand en parlant du Mont-Dore, sont absolument contre-indiquées « si le rhumatisme coïncide avec un état nerveux constitutionnel ou antérieur à l'affection rhumatismale. »

Plus tard, si le malade se trouve bien de cette thérapeutique prudente, on pourra, si cela est nécessaire, avoir recours à des moyens plus actifs.

Cependant, d'après Gerdy (1), les hydrologues ont exagéré l'importance de cette médication, chez les nerveux, en ne tenant pas assez compte de l'état constitutionnel.

« Sans doute, dit-il, si l'éréthisme nerveux est « porté très loin et domine tout, les eaux faiblement « minéralisées devront être choisies de préférence à « toute autre. Mais si le système nerveux ne présente « pas des conditions très défavorables, si d'ailleurs « la constitution est appauvrie, débilitée, il pourra « être plus avantageux de recourir aux eaux « reconstituantes. Des eaux toniques, fortifiantes, « employées en bains d'une température modérée. et « de courte durée surtout, en douches peu chaudes « et administrées avec ménagements ou bien en « douches écossaises, améliorent très souvent l'état « du système nerveux, en rétablissant la constitution, et « combattent en même temps le rhumatisme avec assez « d'efficacité. Les douches écossaises particulièrement, « qui ont fort peu d'influence sur ce rhumatisme « simple, réussissent assez bien dans le rhumatisme, « et comme presque toutes les eaux minérales peuvent

(1) Loc. Cit.

« être supportées sous cette forme, on trouve une « ressource précieuse dans les cas où les malades ne « sauraient se transporter près des sources éloignées.»

A côté du nerveux et du lymphatique, nous rencontrerons également un autre type assez fréquent : c'est le rhumatisant sanguin, d'une constitution robuste.

Celui-ci aura besoin d'un traitement qui ne produira pas d'excitation vive du système nerveux, ni d'action tonique générale.

Il lui faudra des eaux très peu minéralisées, des douches modérément chaudes, des étuves, etc., etc., mais ces divers moyens auront besoin d'être employés avec beaucoup de ménagements.

Enfin, si le sujet est neutre, c'est-à-dire si son tempérament et sa constitution ne présentent aucun cachet particulier bien accusé et ne fournissent aucune indication spéciale, tous les moyens pourront être employés, et presque toutes les eaux minérales pourront réussir, pourvu que leur mode d'administration soit réglé d'après l'activité propre à chacune. Il sera toutefois préférable d'user d'eaux thermales faiblement minéralisées, afin d'éviter une réaction trop vive qui pourrait être préjudiciable aux malades.

Ceci s'applique également aux cas nombreux où le rhumatisme, ne se trouvant plus greffé sur des constitutions particulières, se montrera comme un état pathologique accidentel, acquis, ne relevant étiologiquement que du froid, du surmenage, etc., et n'entachant pas l'ensemble de l'organisme.

Ajoutons qu'en dehors de ces différents types de rhumatisants, le médecin se trouvera fréquemment en face d'autres indications particulières tirées de la coexistence chez le malade, de syphilis, d'herpétisme, de goutte, d'hémorroïdes, de chloro-anémie, de dyspepsie, etc., etc.

Ces diverses indications seront plus ou moins faciles à remplir : nous nous contenterons de les signaler.

Il sera rare d'observer un malade atteint de rhumatisme chronique qui ne présentera pas comme cachet spécial et prédominant une des caractéristiques constitutionnelles dont nous avons parlé, et qui constituera l'indication thérapeutique de telle ou telle station.

Aussi, malgré que notre division comporte plusieurs variétés de rhumatismes, croyons-nous inutile d'insister sur le traitement thermal de chacune d'elles, ces indications générales tirées de la constitution du rhumatisant nous paraissant pouvoir s'appliquer à la plupart des cas.

Néanmoins, nous dirons quelques mots de certaines formes les plus fréquemment observées dans la pratique, nous réservant dans l'étude que nous consacrons, à la fin de ce travail, à chaque station en particulier, d'établir la caractéristique spéciale des eaux qui revendiquent le privilège de s'adresser au rhumatisme.

Dans le rhumatisme chronique simple, consécutif au rhumatisme articulaire aigu, « il est important, dit « Durand-Fardel (1), de recourir promptement aux « eaux minérales, afin de prévenir le passage de la « maladie à l'état chronique, et d'enrayer le dévelop-

(1) Traité thérapeutique des eaux minérales.

« pement des altérations organiques à craindre en « pareilles circonstances, surtout sous l'influence « d'une certaine disposition qu'il n'est pas toujours « possible de définir. Le traitement thermal nous paraît « même le seul auquel on puisse alors attribuer « quelque efficacité. Si les douleurs sont vives alors, « s'il survient aisément des recrudescences inflam- « matoires, le traitement devra être dirigé avec de « grands ménagements. »

Nous irons plus loin que M. Durand-Fardel et nous dirons que *toujours, et quelle que soit la résistance du sujet*, les applications thermales devront être faites avec discrétion et prudence. C'est progressivement et par tâtonnements qu'on mettra en œuvre les divers moyens d'action dont on dispose, car une intervention ou intempestive ou trop active ne manquerait pas de réveiller les phénomènes inflammatoires en voie de disparition.

On comprendra dès lors que les eaux *actives* doivent être absolument proscrites au profit de la classe des *indéterminées*.

M. le professeur Charcot qui a porté ses investigations à la fois sur la nosologie et la thérapeutique de cette variété de rhumatisme, déclare que dans la majorité des cas, toutes les ressources de la thérapeutique des eaux minérales sont impuissantes à guérir le rhumatisme chronique. L'hydrothérapie minérale active, jointe aux médications toniques habituelles enraye ou modère la marche de la maladie : le traitement doit être de longue durée.

« Le sujet atteint de rhumatisme osseux, dit « Besnier, est, par cela même, en quelque sorte arrivé

« aux dernières périodes de la maladie constitution-
« nelle. Sa substance toute entière est profondément
« malade et la réhabilitation d'une atteinte aussi grave
« et aussi profonde ne peut être l'effet d'un médicament
« ou d'une courte médication. »

Quoique la médication thermale à haute température puisse revendiquer une certaine part dans la guérison de quelques cas de rhumatismes osseux, on ne peut ériger la balnéation en une méthode fixe, car le nombre des malades qui ne peuvent la supporter est assez considérable.

La balnéation dite *tempérée* rend de très grands services aux malades atteints de rhumatisme osseux; elle consiste en une série de vingt à vingt-cinq bains.

On emploie également avec succès dans cette forme la méthode de Lasègue, dite des *bains à température progressivement croissante* et que nous décrirons quand nous parlerons du mode d'emploi des eaux minérales.

Les bains de boues, ainsi que nous l'avons établi dans une étude précédente (1), constituent aussi un moyen très puissant d'amélioration et sur lequel nous attirons tout spécialement l'attention des médecins. D'observations recueillies avec soin, il résulte que l'amélioration obtenue porte, non seulement sur les manifestations articulaires de la maladie, mais sur la diathèse elle-même.

A côté de ces moyens balnéothérapiques, il en est d'autres, accessoires, dont on retirera d'excellents

(1) Du traitement du rhumatisme noueux par les boues végèto minérales de Dax. — (Annales de la Société d'Hydrologie médicale de Paris, Tome, xxx.

résultats pendant la durée de la cure thermale : nous voulons parler du massage et de la mobilisation des articulations.

Nous estimons en effet que généralement dans les stations thermales, on néglige trop ces procédés dont l'application ne pourrait qu'être fort utile aux malades (1).

« S'il y a, dit Trastour (2), des arthrites pour « lesquelles l'immobilisation est excellente, c'est la « méthode inverse qui convient au rhumatisme « articulaire progressif.

« Je pose, en effet, comme première indication du « traitement : le mouvement graduel, l'exercice « modéré, mais continuel de tout l'appareil moteur « qui se trouve compromis et menacé par la maladie. « C'est la mobilisation naturelle, physiologique, que « le professeur Verneuil (3), recommande comme « très utile en temps opportun dans les arthrites, qui « me paraît ici la principale ancre de salut.

« Il est vrai qu'il faut du courage pour obéir à « cette prescription sévère, presque cruelle : *remuer* « *malgré la douleur ;* mais la guérison est à ce prix.

« Il est trop évident que l'immobilité contribue aux « infirmités ultérieures et que l'exercice au contraire « entretient ou rétablit l'intégrité des muscles et des « tendons, la mobilité des surfaces articulaires, et « prévient ou surmonte les contractures et les attitudes « vicieuses.

(1) Nous ferons une exception pour Aix-les-Bains, station où le massage sous la douche constitue une méthode thérapeutique habituellement employée.

(2) Bulletin général de thérapeutique médicale et chirurgicale, 15 et 30 décembre 1879.

(3) Bulletin de thérapeutique, 30 juillet 1879.

« Mais est-il possible, dans tous les cas, de « prescrire ainsi des mouvements permanents dans « la polyarthrite chronique? Je sais qu'il y a des « périodes d'acuité où les mouvements sont presque « impossibles. Cependant, quand on observe de près « les malades, on constate qu'ils ne sont presque « jamais, au début, obligés de garder le lit; ils souffrent « toujours plus ou moins ; mais ils peuvent toujours « remuer plus ou moins leurs articulations. Eh bien! « il faut les encourager à ne pas céder au mal, mais « à le dominer et à remuer quand même. »

Garrod (1) disait : « Au début de la maladie, il « faut recommander le repos dans l'espoir de favoriser « la résolution ; mais lorsque le liquide épanché dans « les articulations s'est résorbé et que les altérations « sont trop considérables pour qu'il soit permis de « songer à sauvegarder les tissus délicats qui entrent « dans leur structure, il peut être utile de faire exécuter « aux membres malades de légers mouvements. On « parvient de la sorte à prévenir la raideur articulaire. « L'étendue des mouvements doit être, dans tous les « cas, subordonnée aux effets produits ; mais il « importe de s'arrêter dès que la douleur que l'on « provoque devient assez intense pour durer jusqu'au « lendemain. »

Le professeur Masse (2) de Bordeaux partage le même avis. « L'inflammation passée, dit-il, l'articulation « guérie, le mouvement devient alors le moyen « thérapeutique par excellence pour remédier aux

(1) La goutte et le rhumatisme goutteux, annoté par Charcot, page 640.

(2) Congrès de Montpellier et Bulletin thérapeutique, 1879.

« lésions qui sont la conséquence de l'arthrite. C'est le « mouvement qui refera le muscle : le muscle, à son tour « façonnera l'os, assouplira le ligament et la synoviale.»

Enfin, M. Bonnet (1) conseille lui aussi de faire exécuter quatre ou cinq fois par jour des mouvements méthodiques qui maintiennent l'élasticité des ligaments. Ces mouvements doivent être imprimés d'abord pendant cinq ou six minutes, puis plus longtemps à mesure que l'amélioration fait des progrès. On doit aussi recommander au malade de se servir de son membre pendant un certain temps et avec mesure, puis plus hardiment. Suivant M. Bonnet, on ne doit pas se laisser arrêter par les craquements que fait entendre l'articulation pendant ces mouvements.

Il est toutefois indispensable que l'articulation ne soit plus douloureuse, car autrement on risquerait de voir se reproduire des symptômes aigus : on doit donc attendre que toute trace de sensibilité morbide ait disparu.

Le mouvement rétablira donc l'intégrité de l'articulation et constituera un des moyens adjuvants les plus actifs de la cure thermale.

Il ne faut pas craindre, comme semblait le faire Garrod, de réveiller l'inflammation et d'occasionner des poussées aiguës articulaires qui obligeraient d'interrompre le traitement. Et de même qu'on ne craint pas aujourd'hui l'usage hâtif et énergique du massage et du mouvement dans les entorses dès le début, et à la suite des fractures qui peuvent entraîner des raideurs articulaires, on ne doit pas hésiter à

(1) Traité de thérapeutique des maladies articulaires. — Paris, 1853, P. 176.

pratiquer des mouvements lorsqu'on se trouve en face de cette forme de rhumatisme.

Nous ajouterons que c'est le médecin lui-même qui le plus souvent devra faire mouvoir les jointures affectées. Le malade, en effet, quel que vif que soit son désir de guérir ou de s'améliorer et quelque grande que soit son énergie, ne donnera jamais à ces mouvements, en raison de la douleur provoquée, toute l'amplitude que leur imprimera une main étrangère.

Le *rhumatisme chronique partiel*, les *nodosités d'Héberden* et le *rhumatisme fibreux* seront justiciables du même traitement thermal que le rhumatisme articulaire chronique progressif.

Quant au *rhumatisme du système nerveux* (névralgies) il devra consister en bains dont la durée variera suivant la gravité et la chronicité de l'affection. Les douches tempérées au début, plus tard chaudes, les bains de vapeurs, les bains prolongés, etc., seront particulièrement recommandés.

Si l'affection résiste, on pourra essayer les douches d'aquapuncture.

Dans le rhumatisme *musculaire*, Besnier recommande de ne pas employer, dès le début, comme on le fait généralement à titre banal, les bains de vapeurs suivis de douches froides. Il faudra, en outre, proscrire généralement les douches de vapeurs appliquées sur les points où siègent les myalgies rhumatismales de date récente, car elles produisent souvent de cruelles exacerbations.

Il vaudra mieux procéder avec prudence, et même chez les rhumatisants de vieille date, faire porter la douche sur tous les points du corps, excepté sur ceux qui sont le siége d'élection du rhumatisme.

Quand ils se trouvent en face d'une affection articulaire, beaucoup de médecins hydrologues ont, à nos yeux, le tort d'instituer un traitement exclusivement *local*. C'est ainsi que dans bien grand nombre de stations la douche locale et le bain de vapeurs local sont trés à la mode : il n'est pas jusqu'au bain de boues local qui n'est trouvé son défenseur !

Cette pratique nous semble défectueuse et illogique, car, quelle que soit la forme du rhumatisme, quelles que soient ses manifestations articulaires, nous pensons que tout en visant l'état articulaire, l'indication dominante du traitement thermal doit être de réveiller la nutrition générale, d'assurer les fonctions des reins et de la peau, d'appliquer, en un mot, une médication appropriée, de manière à rétablir l'harmonie fonctionnelle.

Sous l'influence d'un traitement par les eaux minérales, le rhumatisme pourra-t-il se guérir ou ne présentera-t-il que des améliorations momentanées ?

« Lorsqu'il est accidentel, nous répond M. Gerdy (1),
« le rhumatisme peut évidemment se guérir presque
« toujours par un traitement thermal convenable. J'en
« ai vu plus d'un exemple. Mais cela ne veut pas dire,
« bien entendu, que les sujets guéris ne pourront
« jamais être repris de rhumatismes. S'ils ne prennent
« aucune précaution et s'exposent imprudemment aux
« causes qui ont produit le mal pour la première fois,
« il est indubitable qu'ils pourront être atteints de
« nouveau, de même que la guérison bien complète
« d'une fluxion de poitrine ne peut faire que, les

(1) Loc. Cit.

« mêmes causes agissant, on ne soit exposé à être
« atteint plus tard d'une autre fluxion de poitrine.
« Mais, lorsqu'il existe une diathèse rhumatismale
« bien caractérisée, les résultats sont beaucoup moins
« assurés. Presque toujours, cependant, on obtient
« au moins une amélioration considérable, souvent
« la disparition complète des accidents pour un temps
« assez long, un an et davantage. Mais le plus souvent
« aussi, on voit plus tôt ou plus tard, la diathèse
« reproduire quelque manifestation nouvelle, de sorte
« qu'on ne saurait affirmer qu'il soit possible de
« guérir radicalement le rhumatisme diathésique;
« toutefois, rien ne prouve non plus d'une manière
« certaine que cette guérison complète soit cons-
« tamment impossible, surtout pour la diathèse acquise
« et non héréditaire. »

Si le traitement thermal ne guérit pas toujours le rhumatisme, il est toutefois parfaitement établi qu'il améliore le plus souvent les malades qui en font usage. A ce titre, il devra être conseillé.

Ne remplit-il pas cette noble tâche qu'Hippocrate a dépeint dans ces quelques mots :

Divinum est opus sedare dolorem.

Des Eaux minérales chez les Cardiaques et contre-indications au traitement Thermal

« Les malades atteints d'une lésion cardiaque, dit « Constantin Paul (1), peuvent-ils trouver quelque « bien à certaines stations thermales ? A en croire la « plupart des médecins des eaux, il n'y en aurait pas, « et l'on voit presque toutes les brochures indiquer « que la station qu'elles vantent est bonne pour tout, « mais qu'il n'y faut pas envoyer des malades atteints « de maladie du cœur.

« Ceci est une erreur. Il y a des eaux minérales « qui sont très utiles à ces malades. Mais il faut « s'entendre. Si l'on vient à demander quelle est « l'eau minérale qui fera dissoudre des adhérences « péricardiques, des végétations valvulaires, des « cicatrices rétractées, l'athérome du cœur ou des « artères, la dégénérescence de l'un ou des autres, il « n'y en a pas.

« Mais si l'on veut bien songer que, dans le « traitement des maladies organiques du cœur, il « faut songer surtout à supprimer les lésions, qui « constituent un obstacle à la circulation et un surcroît « de travail pour le cœur, c'est une toute autre affaire.

« Fleury (2) avait déjà remarqué que des malades « qui étaient allés à Aix à cause de leur rhumatisme « articulaire s'en étaient bien trouvés sous le rapport « des lésions cardiaques.

(1) Diagnostic et traitement des maladies du cœur, p. 740.
(2) Fleury. — Hydrothérapie, p. 383.

« Vernière (1) avait fait la même remarque pour « Saint-Nectaire, de même Bertrand pour les eaux du « Mont-Dore, mais ses observations sont loin de « porter conviction. Je citerai encore MM. Favart de « Montluc à Néris, Dupré à Cauterets, Izarié aux « Eaux-Chaudes, Blanc à Aix (2), Teissier à Lyon (3) « qui ont également montré que certaines eaux « minérales pouvaient être utiles.

« Mais aucun de ces médecins n'a étudié ce sujet « avec la même persévérance que M. Dufresse de « Chassaigne (4). Ce praticien qui a exercé comme « médecin-inspecteur, d'abord à Bagnols (de la Lozère), « puis à Chaudesaigues, a observé bien des maladies « du cœur.

« Il rapporte 46 cas de guérison à Bagnols, 8 à « Chaudesaigues, 9 guéris par le sulfure de potasse à « petites doses et 6 cas seulement de non guérison. « C'est là un résultat bien surprenant, et quand on « veut prendre observation par observation pour se « rendre compte, on trouve bien des diagnostics « douteux, non seulement au point de vue de la « localisation de la lésion cardiaque, mais encore au « sujet de la réalité même d'une affection cardiaque. « Quoi qu'il en soit, il n'est pas douteux que parmi « ces nombreux malades guéris (63), quelques-uns « n'aient été réellement atteints d'une maladie du

(1) Vernière. — Premières lettres sur les eaux de St-Nectaire.

(2) Blanc. — Rapport sur les eaux thermales d'Aix-en-Savoie pendant l'année 1880.

(3) Teissier. — Leçons sur les eaux minérales (*France Médicale*, 26 juillet 1881.)

(4) Dufresse de Chassaigne. — Du traitement et de la guérison de l'anévrysme du cœur. — Paris, 1877.

« cœur. Il est donc important de savoir comment a « procédé le docteur Dufresse de Chassaigne.

« Ce praticien commençait par administrer chaque « jour pendant quatre à huit jours un bain entier. Le « premier jour, le bain est à 34 degrés et la durée de « trente à cinquante minutes. On augmente ensuite « chaque jour de 1 degré jusqu'à 38 degrés. Si les « bains sont bien supportés, on continue ; dans le « cas contraire, on se repose deux jours pour « reprendre le troisième.

« Après le bain, le malade passe dans une étuve « à 40 degrés, c'est-à-dire d'une température à peine « supérieure.

« Le premier jour, il y reste cinq minutes, et chacun « des jours suivants on augmente de quatre à cinq « minutes jusqu'à un quart d'heure.

« A la sortie de l'étuve, le malade est enveloppé « d'un peignoir et d'un caleçon de laine et couché « dans son lit où il commence à transpirer. Cette « transpiration est entretenue pendant trois quarts « d'heure en faisant prendre un bouillon chaud et un « verre d'eau minérale.

« Au bout de trois quarts d'heure, on le change « de linge et on le laisse reposer pendant une demi- « heure.

« Dans le courant de la matinée, le malade boit « deux à trois verres d'eau thermale à 41 degrés ou « à 35 degrés, à un quart d'heure d'intervalle ; plus, « un à deux verres dans l'après-midi.

« Enfin, à quatre heures du soir, le malade prend « un bain de pieds d'eau courante à 40 degrés de « quinze minutes de durée. De temps en temps on

« ajoute un purgatif salin. La durée du traitement est « de douze à quinze jours, rarement de vingt-un. En « général, au début du premier bain, le pouls est « agité, mais il se calme après le premier bain, et « chaque jour cette période de sédation augmente.

« Au bout de dix jours, elle est complète et « permanente. Toutefois, il arrivait que les malades « quittaient la station sans avoir été soulagés ; « l'amélioration se produisait alors dans les trois ou « quatre mois ultérieurs ; et lorsque les malades « revenaient l'année suivante, M. Dufresse de « Chassaigne constatait chez eux une diminution des « bruits de souffle, une diminution du volume du « cœur, de l'oppression et de la dyspnée.

« A quoi était dûe cette amélioration ? Etait-ce « simplement l'effet d'une cure thermale bien dirigée « ou la composition chimique de l'eau y jouait-elle un « grand rôle ? Je serais assez disposé à accepter la « première hypothèse, mais M. Dufresse de Chassaigne « penche au contraire pour la seconde.

« Dans le but de contrôler cette opinion, il a traité « seize malades atteints d'affections du cœur par le « sulfure de potasse à la dose de 10 centigrammes le « matin pendant plusieurs mois avec addition d'un « peu de fer et d'acétate de plomb (1).

« Le sulfure de potasse n'a guère été essayé dans « ce sens. Il faut donc que les remarques de Dufresse « de Chassaigne soient confirmées par d'autres pour « être définitivement acceptées.

(1) Formule : Sulfate de potasse 10 grammes. — Fer réduit 10 grammes. — Acétate de plomb cristallisé 12 centigrammes. — Pour 100 pilules.

« En Allemagne, les recherches faites par Beneke, « à Nauheim, permettent de penser que les eaux « thermales indifférentes peuvent combattre efficacement les stases sanguines pulmonaires et « abdominales. Traube recommande également « l'usage de la source n° 4 à Soden (sur le Taunus) « en même temps que l'usage du petit lait. »

Dans son *Rapport sur les eaux minérales (1880)*, M. Constantin Paul reconnaît également que l'emploi des eaux minérales dans les maladies du cœur reconnues et caractérisées peut être très utile.

Il conclut en disant « qu'il ne faut pas refuser le « secours des eaux minérales aux cardiaques qui « peuvent au contraire trouver du soulagement à un « grand nombre de sources, et que les maladies du « cœur dangereuses en pareil cas, ce sont les maladies « qui n'ont pas été reconnues, parce qu'elles ne « permettent pas de prendre les précautions « nécessaires. »

A ce même sujet, M. Caulet, dans ses *Notes et observations pour servir à l'histoire du traitement thermal pendant la grossesse*, s'exprime ainsi :

« Les affections du cœur n'ont guère profité « jusqu'ici des ressources puissantes qu'offrent les « eaux minérales à la thérapeutique des maladies « chroniques. Malgré les bons résultats signalés par « Gerdy, Vernière, Dufresse de Chassaigne, Nicolas, « malgré les conclusions favorables d'un rapport « académique de Patissier, malgré les encouragements « de Durand-Fardel, l'emploi des eaux dans le « traitement de ces affections est resté exceptionnel, « et aujourd'hui encore dans les maladies où leur

« usage est le mieux indiqué, la plupart des médecins « considèrent la coïncidence d'une affection cardiaque « comme une contre-indication formelle de tout « traitement. »

Après avoir cité de nombreuses observations, il conclut ainsi :

« En résumé, les travaux des médecins dont nous « avons cité les noms, avaient nettement établi la « tolérance habituelle du traitement thermal dans les « affections endocarditiques récentes ; nos observations « montrent que cette tolérance existe aussi dans les « maladies chroniques, atteignant l'organe tout entier, « modifiant ses cavités et orifices, lésant son tissu « musculaire, perturbant son innervation.

« Quant à l'efficacité du traitement thermal dans « les maladies de cœur, c'est un point sur lequel nos « observations ne nous permettent pas de conclure, « nos malades présentant, en outre de l'affection de « cet organe, des états morbides généraux dont « l'amélioration par la cure explique suffisamment les « modifications heureuses plusieurs fois constatées « dans les symptômes cardiaques. » (Annales d'Hydrologie, Tome 17).

M. Caulet fait, on le voit, de grandes réserves, et en cela il a raison, l'interprétation physiologique de ces faits étant des plus délicates.

D'après Billout (1), les cardiaques se trouvent bien des eaux thermales peu minéralisées, chlorurées sodiques faibles, à la condition que les bains administrés soient de *courte durée* et à une *température très modérée.*

(1) Annales d'Hydrologie, Tome VII.

Citons en terminant les conclusions d'un travail du docteur Blanc (1), médecin-inspecteur des eaux d'Aix-les-Bains.

Les malades affectés d'une lésion organique du cœur de nature endocarditique à son début, dit-il, doivent suivre un traitement aux eaux thermales. Le plus possible, les malades seront envoyés aux eaux dans le mois qui suit la poussée aiguë du rhumatisme.

Doivent également être envoyés aux eaux les malades qui, ayant une maladie du cœur relativement récente, datant de plusieurs mois et même d'une année, sont sujets à des atteintes fréquentes de rhumatisme articulaire aigu ou subaigu, qui sont une menace permanente d'une poussée sur le cœur.

Peuvent être envoyés aux eaux, mais exceptionnellement, les malades atteints d'une affection cardiaque déjà ancienne, assez avancée pour se traduire par des signes sphygmographiques, mais chez qui les organes essentiels de la vie fonctionnent encore assez régulièrement pour ne pas avoir de craintes des complications immédiates pouvant être un danger de mort ; en un mot, les malades chez qui la compensation se fait assez régulièrement.

Malgré les nombreuses observations qui tendraient à établir que le traitement thermal est non seulement sans danger, mais qu'il peut encore, dans certains cas, faire disparaître les végétations valvulaires, et par suite le souffle caractéristique de la lésion, il est beaucoup d'hydrologues qui émettent des doutes sur

(1) Des affections cardiaques d'origine rhumatismale traitées aux eaux d'Aix-les-Bains. — 1886.

l'efficacité des eaux minérales dans le traitement cardiaque du rhumatisme.

Nous croyons cependant qu'il ne faut pas, en la question, faire preuve de parti-pris, et qu'on peut soumettre les cardiaques à un traitement thermal, à la condition toutefois de *procéder par tâtonnements, d'exercer sur les malades une surveillance des plus actives et d'user d'une extrême prudence.* C'est ainsi, par exemple, qu'on pourrait commencer par des bains de 25° à 30° dont on éléverait progressivement la température, d'une durée de 15 à 20 minutes, avec repos au lit aprés chaque séance. Ces bains ne seraient donnés que tous les deux jours.

Des douches tiédes pourraient également être administrées avec précautions.

Si les affections cardiaques endocarditiques peuvent ne pas être un obstacle au traitement thermal, il n'en sera pas de même pour les individus atteints d'*athérome*, d'*altération du myocarde* ou pour les *névropathes cardiaques*. Ces affections constituent, d'aprés nous, des contre-indications *absolues*.

D'aprés Blanc (d'Aix), aprés l'âge de 60 ans, à moins de cas spéciaux, les malades atteints d'affections du cœur ne doivent pas être envoyés aux eaux thermales.

A un point de vue plus particulier, les étuves et les bains de boues seront contre-indiqués chez les congestifs, les athéromateux et les cardiaques, chez ceux qui sont sous le coup d'une affection cérébrale récente ou ancienne.

CHAPITRE III

ÉTUDE SUR LES DIVERS MODES DU TRAITEMENT THERMAL

Le traitement par les eaux minérales ou traitement dit thermal, comprend l'étude de deux éléments principaux : 1° l'action intime des eaux minérales ; 2° l'action de leurs divers modes d'administration ou la balnéothérapie.

Tandis qu'on est loin d'être fixé sur le mode intime de l'action des eaux minérales, on tend de plus en plus à attribuer aux diverses méthodes balnéothérapiques une très large part dans les effets du traitement hydro-minéral.

Il est évident qu'à côté de certaines stations thermales conseillées dans le rhumatisme chronique et qui possèdent une action dûe à la composition même de leurs eaux, il en est d'autres — et ce sont les plus nombreuses — qui n'agissent que par les procédés et les agents mis en usage, par le mode d'administration de leurs eaux.

« Supprimez, dit Durand-Fardel, à Néris, à Aix en « Savoie, au Mont-Dore, etc., etc., les agents artificiels « auxquels ces eaux minérales empruntent une partie « de leur efficacité thérapeutique, et vous réduirez « cette dernière, non pas sans doute à une négation « proprement dite, mais certainement à un cercle « infiniment plus restreint. »

Puisque dans le traitement du rhumatisme chronique il s'agit surtout de traitements essentiellement externes, nous allons passer en revue les divers agents employés à cet effet : les bains à températures diverses, les douches, les étuves, les bains de boues, etc., etc.

BAINS GÉNÉRAUX

Il y a deux sortes de bains : les uns froids, jusqu'à 25° ; les autres chauds. Ceux-ci peuvent être divisés à leur tour en deux classes : 1° les bains tempérés, de 34° à 35°, usités dans toutes les stations thermales ; 2° les bains très chauds, de 38° à 40° et au-delà.

Avant de nous étendre sur le mode d'application de l'eau thermale, nous désirons dire deux mots d'une question à laquelle certains auteurs attachent une très grande importance dans l'explication de l'action des bains : nous voulons parler de l'*absorption cutanée*. Les nombreuses expériences faites sur ce sujet ont donné des résultats contradictoires. Willemin affirme l'absorption, tandis que Léon Parisot, Deschamps (d'Avallon), Zuelzer, Réveil, Barthélemy, de Laurès, Mougeot, Demarquay, Scoutetten, Homolle, Hébert, Duriau, etc., etc., nient que la peau absorbe les matières dissoutes dans l'eau.

Durand-Fardel (1) fait remarquer à ce propos que

(1) Annales de la Société d'Hydrologie, Tome 26, page 273.

cette question de l'absorption cutanée dans le bain paraît avoir été envisagée jusqu'ici sous un point de vue assez incorrect, lorsqu'on a prétendu y rattacher celle de l'action thérapeutique du bain minéral. En effet, si l'action du bain devait être limitée à l'absorption des principes minéraux qu'il renferme, elle n'offrirait qu'un intérêt très secondaire : l'absorption digestive paraissant très suffisante pour introduire dans l'économie tous les principes qui paraissent nécessaires.

Nous ne passerons pas en revue les nombreuses observations faites par les physiologistes : le cadre de notre travail nous interdisant de semblables développements. Nous citerons toutefois le résultat des expériences faites par le docteur Rœhrig, de Kreuznach (1).

L'examen critique de toutes les recherches auxquelles s'est livré cet expérimentateur, l'a conduit à nier d'une manière formelle la pénétration des substances liquides ou dissoutes à travers l'épiderme intact.

La balance de l'examen des urines et des autres sécrétions ne peuvent, dit-il, que donner des renseignements fort incertains auxquels il oppose non seulement des objections sérieuses, mais aussi des expériences nouvelles. Toutefois, si l'épiderne ne peut être traversé par aucun corps solide, liquide ou pulvérulent, même lorsqu'on a pris le soin de débarrasser la peau de son enduit gras ou d'opérer sur

(1) Experimentell-Kritische Untersuchung über die flüssige Hautaufsaugung (Recherches critiques sur l'absorption des liquides par la peau), par Rœhrig, de Kreuznach. (Arch. der Heilkunde, sept. 1872.)

des parties dépourvues de glandes sébacées, telles que la paume de la main ou la plante des pieds, il se laisse, au contraire, pénétrer facilement par les substances volatiles. D'aprés ses recherches, c'est sous cette forme que l'iode et le mercure passent à travers la peau; et de nombreuses expériences faites sur lui-même et sur des animaux établissent que lorsqu'on suspend des matières médicamenteuses dans des véhicules volatils, et surtout rapidement volatils, on obtient des effets thérapeutiques évidents: l'absorption se ferait, dans ce cas, à travers les conduits des glandes sudoripares.

D'autres expériences sur le même sujet et ayant abouti aux mêmes résultats prouvent d'une façon évidente qu'il n'y a pas absorption dans le bain. C'est à ces mêmes conclusions qu'est arrivée la commission spéciale chargée par la Société d'Hydrologie médicale de Paris d'étudier la question (1).

Dans le bain, dit le rapporteur de cette commission, la peau humaine n'absorbe pas les matières dissoutes dans l'eau.

Les résultats contradictoires obtenus jusqu'à ce jour s'expliquent par plusieurs causes dont les principales sont : les excoriations de la peau plus ou moins appréciables à l'œil; la destruction par des frictions avec des savons alcalins de l'enduit sébacé (la peau n'est plus alors à l'état normal) ; le défaut de soins dans la manière de recueillir l'urine ; des

(1) Rapport sur l'Etude de l'absorption cutanée dans le bain médicamenteux, au nom d'une commission composée de MM. Bourdon, Desnos, Amussat, Lefort, Le Bret, Moutard-Martin et Grandeau, rapporteur. (Annales de la Société d'Hydrologie, 1870. Tome XVI).

procédés analytiques défectueux appliqués à la recherche des matières dissoutes dans le bain ; enfin, surtout l'absorption de la matière pulvérulente déposée sur la peau par l'évaporation de l'eau.

Enfin, lorsqu'on se place à l'abri de ces causes d'erreurs, on ne constate *jamais* d'absorption dans le bain, quelle que soit la nature ou la quantité des matières tenues en dissolution dans l'eau.

Puisqu'il en est ainsi, quelle est donc, dans l'état actuel de la science, l'explication la plus plausible de l'action des bains thermaux ?

Dans ces dernières années, par suite de la comparaison des eaux thermales artificielles et des eaux thermales minérales, on est arrivé à penser que la chaleur seule ne produisait pas tous les effets thérapeutiques des eaux minérales, car les mêmes résultats ne sont pas obtenus avec l'eau chaude ordinaire. Aussi a-t'on invoqué l'action des sels minéraux dissous sur les nerfs périphériques.

Ces sels joueraient le rôle d'excitant chimique ou physique et provoqueraient des réflexes (de Laurès, de Ranse).

D'après Magnin (de Lyon) (1), l'effet des eaux serait dûe surtout à l'action excitatrice spécifique du chlorure de sodium sur le système nerveux.

Aubert (de l'Antiquaille) a étudié de nouveau cette question, et ses expériences démontrent que les substances tenues en dissolution dans l'eau pénètrent les téguments et agissent sur le système nerveux périphérique.

(1) Eaux chlorurées sodiques.

Quoique séduisante, cette théorie ne satisfait pas complètement l'esprit, car elle n'explique pas pourquoi certaines eaux de même minéralisation et de même température agissent différemment, et pourquoi quelques eaux faiblement minéralisées sont plus actives que des eaux fortement minéralisées.

D'autres auteurs sont allés chercher l'explication dans les théories de la physique moléculaire et ont pensé que l'électricité pourrait être invoquée dans les effets des eaux minérales.

Après Scoutetten, qui fut le promoteur de cette hypothèse, sont venus plusieurs médecins qui ont repris cette étude et fait de nouvelles observations : Lambron (à Luchon), de Ranse (à Néris), Paul Bénard (à Luxeuil).

D'après de Ranse, les courants électriques des eaux minérales auraient une action sur le système nerveux qu'ils modifieraient. Comparant l'action des eaux à l'action variable des métaux, il croit que les eaux minérales possèdent une action électrique variable suivant leur minéralisation.

Elles présenteraient une action spéciale suivant la variété des principes minéralisateurs qu'elles contiennent, et c'est ainsi qu'on s'expliquerait comment les eaux sulfureuses agissent mieux sur les scrofuleux et les lymphatiques, les eaux peu minéralisées de Néris sur les névropathes, etc.

Des recherches ultérieures faites sur le même sujet n'ont pas fourni les mêmes résultats.

Le docteur Paul Bénard, expérimentant à Luxeuil, est arrivé à cette conclusion qu'il n'y a pas de rapport existant entre les réactions électriques des eaux et leur action excitante.

Enfin, il est un grand nombre de médecins qui veulent exclusivement rapporter l'action des bains thermaux au calorique seul.

« Toutes les eaux minérales, dit Gerdy (1), pourvu « qu'elles soient employées à une assez haute « température et convenablement administrées, com- « battent plus ou moins efficacement le rhumatisme. »

De Niemeyer partage la même opinion, quand il dit que « le fait que des eaux thermales d'une « composition chimique très différente et des eaux « thermales qui se distinguent précisément par le « faible contenu d'éléments minéralisateurs, jouissent « d'une égale réputation pour le traitement du « rhumatisme chronique. Ce fait prouve suffisamment « qu'il s'agit moins de prendre des bains de telle ou « telle solution saline que de prendre simplement des « bains chauds. »

Pour ces deux observateurs dont, nous devons le reconnaître, l'opinion est partagée par la plupart des médecins, le point essentiel dans l'action du bain est le degré de la température de ce bain, le principe minéral en solution ne jouant qu'un rôle insignifiant.

Nous devons également mentionner un autre facteur qui est constitué par l'action mécanique des bains eux-mêmes. On entend par là l'action que peut exercer le bain sur l'organisme par l'intermédiaire de sa masse et de son poids.

Quoi qu'il en soit de ces diverses hypothèses, on

(1) Gerdy. — Etudes sur les eaux minérales d'uriage, 1849.

est loin d'être encore positivement fixé sur le mode d'action des eaux minérales. Cette action est évidemment fort complexe, et nous estimons qu'en pareille matière, il faut être éclectique et dire avec Patissier : « L'eau minérale est une œuvre admirable « de polypharmacie préparée par la nature, un « médicament complexe qui agit comme unité. »

Quelle que soit l'explication que l'on donne de ces faits, il est une chose indéniable ; c'est que l'eau thermale a une certaine action sur la surface cutanée. Celle-ci fonctionne t'elle mal? Ses sécrétions s'altèrent-elles? Le bain thermal active la circulation et augmente la sudorése. Il agit par l'intermédiaire du systéme nerveux et des centres trophiques sur les sécrétions glandulaires (estomac, foie, etc., etc.) sur l'absorption intestinale et même sur l'assimilation. C'est ainsi que l'on s'explique son influence sur les exsudats, les paralysies, les affections chroniques, etc., etc. Cette action est dûe à un effet réflexe portant sur les nerfs périphériques ; c'est la *counter-irritation* des Anglais, la *réaction nerveuse* de Bouchard.

Le bain thermal produit des résultats variables, suivant le degré de cette thermalité.

Quelle que soit sa température, il alcalinise les urines et cette alcalinisation se produit, quelle que soit l'eau employée ; que celle-ci soit neutre, alcaline ou légérement acide.

Elle n'est pas dûe à la polyurie qui accompagne le bain chaud, puisqu'elle se rencontre dans les cas où la polyurie fait défaut ; d'ailleurs, comme nous le verrons plus loin, cette dernière est passagère.

A la suite de l'administration des bains chauds, on voit apparaître, ainsi que l'ont signalé Monard (d'Aix) et Cardot (de Luxeuil), une polyurie légère. L'urine sécrétée après le bain est six fois plus abondante que celle qui est sécrétée avant le bain, dans le même temps. Cette polyurie n'est pas dûe à l'absorption de l'eau. Doit-on l'attribuer à la chaleur? Mais elle ne se produit pas dans les bains à 40°. S'agit-il, dans ce cas, d'un fait réflexe d'excitation? On l'ignore.

L'action du bain chaud sur la température du corps, le système circulatoire et la peau varie suivant le degré de thermalité de l'eau.

Bain à 34° *(Bain tempéré)*. — Le bain à 34° n'élève pas la température générale du corps qui reste à 37°, 37°2, 37°4. Ses effets physiologiques se caractérisent, dit le docteur Morice (1) : 1° Par une excitation portant sur les différents systèmes de l'économie, durant de quelques heures à quelques jours, constituant un ensemble de phénomènes qui porte le nom de crise, que celle-ci arrive pendant le traitement ou après celui-ci. 2° Par une sédation d'autant plus remarquable et remarquée sur tous les points malades que ceux-ci ont été plus violemment excités au moment de la première phase de l'action physiologique. La durée de ce bain varie de 30 à 45 minutes; nous parlons, bien entendu, de son application au traitement du rhumatisme, car dans certaines affections, il dure des heures entières.

(1) Etude descriptive des eaux de Néris-les-Bains. (Paris, O. Doin, 1888.)

Il arrive souvent que les malades, dont la poussée n'est pas encore complètement terminée, éprouvent dans un bain à 34°, et sur les régions douloureuses, une sensation désagréable de froid, tandis que le reste de leur corps ne ressent d'autre impression que celle d'une douce chaleur.

Pour parer à cet inconvénient, le docteur Auphan (d'Ax), recommande de faire recouvrir les articulations malades d'une étoffe de laine, pendant la durée du bain.

Le professeur Lasègue, qui avait un faible pour le rhumatisme en général et pour le rhumatisme noueux en particulier, recommandait à ses élèves une formule balnéaire, dans laquelle il avait une grande confiance et qui lui donnait d'excellents résultats. Cette formule, la voici : elle porte le nom de *bain à température croissante.*

On met le malade dans un bain, qui à 34° pendant les dix premières minutes, est, au bout de ces dix minutes, porté à 35°.

Au bout de quinze minutes, il est porté à 36°, puis à 40°, et au bout de vingt minutes, à 45°. (Cette température de 45° ne durera guère que cinq minutes), ce qui porte la durée totale du bain à vingt-cinq minutes.

Après ce bain, Lasègue recommandait le repos au lit pendant une demi-heure.

Bain à 37°. — Le bain à 37° n'élève pas la température du corps. La congestion qu'il détermine est un peu plus marquée que dans le bain à 34°; mais elle se manifeste plus du côté de la tête que du côté de la peau. Il produit une excitation qui persiste et qui se caractérise par de la lassitude, de l'énervement et un malaise général.

La durée de ce bain est de vingt minutes environ. Il n'a que de rares indications.

Bain à 40° *(Bain hyperthermal)*. — « Dès que « celui qui prend le bain chaud y entre, dit Desnos (1), « il se sent affecté d'une chaleur vive ; sa peau rougit, « son visage s'enflamme, bientôt une sueur abondante « en ruisselle ; les vaisseaux de la surface du corps « se gonflent ; son pouls qui d'abord est fréquent et « élevé, le devient de plus en plus, s'affaiblit ensuite et « bat très régulièrement avec la plus grande célérité. « Le baigneur s'agite ; il a des palpitations, il sent des « étourdissements ; une soif ardente le tourmente, et « l'on ne pourrait sans danger le laisser longtemps « dans le bain.

« Quand il est dehors, une sueur extrêmement « copieuse l'inonde ; le pouls reprend peu à peu sa « fréquence naturelle, il s'assouplit et la chaleur « acquise pendant le bain se dissipe. »

Cette excitation, au lieu de persister, comme dans le bain à 37°, est rapidement suivie d'un effet sédatif remarquable. En effet, bientôt la lassitude et la somnolence apparaissent ; le malade ne demande que le repos et un sommeil réparateur.

« Les effets du bain chaud, continue Desnos, sont « en rapport avec sa durée. Quand il est prolongé, « il laisse au corps une certaine faiblesse, l'estomac « digère difficilement, la marche devient pénible, les « facultés intellectuelles sont comme engourdies ; en

(1) Desnos. — Article Bains. Nouveau dictionnaire de médecine et de chirurgie pratiques.

« un mot, l'effet est *débilitant*. Si, au contraire, on « n'attend pas pour sortir de ce bain que la quantité « de sueur soit très abondante, la réaction provoquée « lui donne un effet *tonique*. »

Le bain à 40° est usité dans plusieurs stations thermales ; il doit être employé avec une très grande circonspection, en raison de la dépression très marquée qui est consécutive à son emploi. Il est contre-indiqué chez les vieillards, les pléthoriques et les cardiaques.

Sa durée est ordinairement de 10 à 12 minutes.

D'autre part, on sait, depuis les recherches récentes de Quinquaud (1) que les bains chauds diminuent l'absorption de l'oxygène, modifient peu les oxydations et donnent de l'hyperglycémie, au point de produire même de la glycosurie. Aussi, devront-ils être défendus aux diabétiques.

Bain au-delà de 40°. — Au-delà de 40°, le bain produit des phénomènes semblables aux précédents, mais considérablement exagérés. Aussi comprend-on facilement que l'on ne puisse les supporter au-delà de dix minutes.

(1) Société de Biologie, 9 avril 1887.

DEMI-BAINS

Tempérés et prolongés d'une demi heure à trois quarts d'heure, ils conviennent aux personnes impressionnables et nerveuses qui supportent difficilement le poids d'un bain entier et chez lesquelles il est à craindre de produire quelque congestion viscérale. Au dessus de 37°, leur action est révulsive. On les emploie avec avantage dans les arthropathies des membres inférieurs chez les rhumatisants pléthoriques ou chez qui les congestions cérébrales sont à craindre.

BAINS A EAU COURANTE

Ces bains, dont le type se trouve à Royat, sont généralement peu employés, et cependant il est en France un grand nombre de stations, Dax par exemple, où le débit de l'eau serait amplement suffisant pour mettre en pratique ce mode de traitement que les Allemands apprécient tellement qu'ils ont imaginé la *Trumbad*, sorte de baignoire ouverte aux deux extrémités et dans laquelle l'eau thermale se renouvelle sans cesse.

Nous laisserons de côté les bains partiels, dont l'indication est relativement rare, pour dire deux mots d'un mode de balnéation qui tend de plus en plus à prendre de l'importance dans le traitement du rhumatisme chronique : nous voulons parler des bains de piscine.

BAINS DE PISCINE

Depuis un certain nombre d'années, l'usage des piscines semble reprendre dans la balnéation la place importante qu'elle occupait dans l'organisation des thermes chez les Romains.

Les avantages de ce mode balnéatoire à grande eau sont incontestables dans le rhumatisme mono-articulaire et musculaire où l'exercice dans le bain est particulièrement favorable, dans les contractures, les raideurs de la hanche et de l'épaule, dans les affections nerveuses, l'hypochondrie, etc., etc.

La constance de la température, le renouvellement incessant de l'eau, la faculté de mouvement dans le bain et la possibilité de supporter une action prolongée constituent en effet des conditions éminemment favorables et spéciales à ce mode de traitement.

Dans la discussion qui eut lieu à ce sujet à la Société d'Hydrologie, en 1854, M. Durand-Fardel déclara que dans le bain de piscine « il considérait moins le bain « en commun que l'espace mis à la disposition du « malade et qui lui permet de se mouvoir et de se « déplacer. C'est surtout cette dernière condition qui « permet de prolonger le bain à volonté, point essentiel « dans l'usage des piscines. S'il est difficile de « demeurer dans une baignoire, surtout renfermant « de l'eau minérale, plus d'une heure à une heure et « demie, ce n'est pas la solitude et l'ennui, comme on « dit, qui en sont la cause. C'est que l'immobilité sans « doute à laquelle on est astreint dispose singulièrement « à la congestion cérébrale, et ne manque guère

« d'amener, si la durée du bain est trop prolongée, au « moins de la céphalalgie et des étourdissements. »

On compte trois sortes de piscines.

1° La piscine ordinaire ;

2° Le bain de famille ;

3° La piscine gymnastique ou bassin de natation.

La *piscine ordinaire* comprend de 15 à 25 places. Sa profondeur est de 0m 90 à 1m 10.

Parmi les plus belles piscines nous citerons celle de Néris, d'Aix-les-Bains, qui contient 84 mètres cubes d'eau et qui a 1m 40 de profondeur, celle de Choussy (à la Bourboule) (80 mètres cubes d'eau), celle de Cauterets (Les Œufs) et celles de Bourbon-L'Archambault (13 mètres sur 8 et d'une profondeur de 0m 60 à 1m 20).

« Le *bain de famille* ne diffère de la piscine « ordinaire que par ses dimensions réduites, de « manière à ne recevoir que 3 à 6 malades par « immersion.

« La *piscine gymnastique ou de natation* affecte « des dimensions beaucoup plus considérables et « une profondeur d'eau plus grande que la piscine « ordinaire. Ce dernier mode tend de plus en plus « à se généraliser et à prendre une place intéressante « dans la médication hydro-thermale.

« Ce qui caractérise l'usage de la piscine, dit « Le Bret (1), et ce qui en a fait préférer depuis « longtemps la pratique à celle du bain isolé, c'est au « point de vue médical exclusivement l'avantage de « pouvoir étendre la durée du bain au-delà des limites

(1) Le Bret. — Mode d'emploi des Eaux minérales.

« habituelles et enfin cette considération de la liberté « des mouvements et des déplacements que ne « comporte pas la baignoire. Accessoirement, on ne « saurait négliger l'influence des distractions que le « bain pris en commun apporte en compensation de « quelques désagréments et qui l'a fait accepter sans « répugnance en beaucoup d'endroits.

« D'ailleurs, comme cela a été établi avec une « réelle autorité, il n'est aucune crainte à concevoir de « la communication possible de germes nuisibles par « l'intermédiaire de l'eau de la piscine. Aucun fait « d'observation n'a jamais donné le moindre prétexte « à cette appréhension dans aucune des nombreuses « stations qui ont des bassins communs. »

Tels sont les principaux modes de bains thermaux et leur action sur l'organisme. Leur principal rôle est de congestionner plus ou moins la peau, de produire de la transpiration, de décongestionner les articulations, de les débarrasser des matériaux de désassimilation qui altèrent leur jeu et de régulariser leur fonctionnement.

Le bain agit surtout par le contact de l'eau, par sa thermalité en provoquant une révulsion cutanée, salutaire aux lésions rhumatismales, et en activant la résorption des divers produits inflammatoires.

A 34°, le bain agit en outre sur l'organisme en produisant une certaine sédation qui modifie peu à peu l'état de l'économie toute entière.

A 40°, il présente une action révulsive des plus nettes et des plus intenses ; mais cette température a le désavantage de produire, après une courte période d'excitation, une période assez longue de prostration et d'assoupissement.

DOUCHES D'EAU THERMALE

Après le bain, la douche est l'appareil par excellence pour l'application de l'eau thermale qui est dirigée sur une région malade ou sur tout le corps avec une pression variable.

D'après Gerdy (1), la douche bien administrée constitue une médication bien plus puissante que le bain en général contre le rhumatisme. Rarement son emploi paraît contre-indiqué dans cette affection, lorsqu'elle n'est pas compliquée par d'autres maladies et qu'elle comporte l'action d'un traitement thermal.

Billout estime de son côté (2) qu'elle est un puissant moyen dans le traitement du rhumatisme : il arrive souvent néanmoins, dit-il, qu'elle doit être employée avec les plus grandes précautions, surtout lorsque les malades viennent réclamer le traitement thermal peu de temps après la disparition de l'état aigu ou plutôt subaigu qui se montre aussi dans le rhumatisme chronique.

Dans les établissements thermaux on augmente la force de projection de la douche en élevant l'eau dans des réservoirs supérieurs d'où elle se répand ensuite, par des tuyaux de faible dimension, dans des salles situées à différents étages. De là, plusieurs variétés de douches. Les unes, situées aux étages supérieurs et dites douches à faible pression, les autres aux étages

(1) Gerdy. — Traitement du rhumatisme par les eaux minérales. Annales de la Société d'Hydrologie, tome VII.

(2) Annales de la Société d'Hydrologie, tome VII.

inférieurs, à forte pression. A *Aix-les-Bains*, ces dernières portent le nom de *douches de soubassement*, parce qu'elles sont données à un niveau inférieur à celui du sol.

Nous ne passerons pas en revue les appareils multiples inventés pour l'administration des douches ; nous nous contenterons simplement de parler des deux modes le plus généralement employés et qui, du reste, répondent à toutes les indications du traitement du rhumatisme. Ce sont : la douche en *jet mobile* ou *en lance* et la douche *en pluie* dite aussi *en arrosoir*.

La douche en jet est de beaucoup la plus employée ; on peut la donner à demi jet, à jet plein, à jet brisé, et varier à l'infini, à l'aide du doigt ou de la *palette*, le degré de la percussion.

Elle est à température uniforme du début à la fin ou bien à températures diverses, et alors tantôt c'est la douche *alternante* quand on promène alternativement un jet chaud et un jet froid sur le corps, ou bien c'est la douche *écossaise*, commençant par le chaud et finissant par une demi-minute ou une minute de froid et à la suite de laquelle, par mesure de précaution, on lance, pour terminer, un jet d'eau chaude sur les pieds.

La douche en jet peut être générale ou locale.

Quant à la douche en *arrosoir* ou en *pluie*, elle peut être de grande, moyenne ou petite dimension, et peut se combiner ou non avec la douche en jet.

Dans les établissements bien aménagés, chaque système de tuyau peut donner et de l'eau thermale, à la température de la source, et de l'eau froide. On peut ainsi par le mélange variable de ces deux eaux, donner des douches à des températures diverses, suivant que les indications le commanderont.

Certains médecins prétendent que l'action de la douche est d'autant plus profonde que les parties qui doivent la recevoir sont moins contracturées. Aussi recommandent-ils aux malades de mettre leurs membres dans l'état de relâchement le plus grand, afin de les rendre plus facilement dépressibles et de permettre à la douche de pénétrer plus profondément.

C'est en vertu de ce principe qu'à *Bourbonne*, le malade reçoit généralement la douche, couché sur un châssis de toile tendue en forme de lit dont la partie qui correspond à la tête peut être plus ou moins relevée par un mécanisme approprié. Ce lit peut être au besoin garni d'un matelas de crin ou d'un drap, au gré du malade.

On doit cependant, dans certains cas, ne donner la douche que si le malade est assis : par exemple chez les obèses ou chez les personnes qui ont de la tendance aux congestions vers la tête, chez les cardiaques ou bien encore quand il s'agit de doucher la tête, le cou, la poitrine. Dans ces cas, on devra se servir de tabourets ou de sièges spéciaux réservés à cet usage.

Les effets de la douche varient suivant la force de pression et de projection de l'eau, la durée de l'application, le mode d'administration, la température, et suivant qu'elle est générale ou locale.

Comme les bains, les douches comportent une formule médicale et ne doivent pas se prendre au hasard. La formule d'une douche comprend outre la nature de l'eau employée, la température, la pression, la durée, la forme (en pluie, en lance, circulaire, fixe, mobile, etc., etc.), toutes les indications en un mot qui font d'une douche non pas un moyen banal de médication à la portée de tout le monde, mais un agent thérapeutique sérieux et approprié à l'état morbide et physiologique de la personne qui en fait usage.

Etudions d'abord les effets de la douche en général.

Douche de 30° à 35°. — Trés employée dans un grand nombre de stations thermales.

Voici comment on la pratique à Aix-les-Bains. Le malade assis sur un tabouret est traité par deux aides. Un premier masseur fait des manipulations sur le dos, les épaules et le cou, pendant qu'un deuxième masse les membres inférieurs. Chacun d'eux dirige sur la partie du corps qu'il masse un jet d'eau thermale à 35°. La durée de cette douche est en général de vingt minutes. On termine l'opération par une douche de 2 minutes environ, à jet percutant et d'une pression de 8 à 10 mètres. Repos au lit de 30 à 40 minutes.

D'aprés le docteur Monard (1) qui a fait une étude des effets physiologiques de cette douche, voici quel en serait le résultat.

« La circulation est activée, sans menace de « congestion ; les fonctions de la peau sont stimulées.

« De suite aprés la douche, on éprouve une sensation « de courbature et de brisement, puis les membres « retrouvent plus de souplesse et de vigueur. L'appétit

(1) Monard. — Quelques considérations sur l'action physiologique des Eaux d'Aix-les-Bains, 1888.

« est accru. Du côté des urines, les modifications de
» la réaction sont intéressantes à signaler. Avant la
» douche, les urines sont très légèrement acides ou
» neutres, elles laissent précipiter des phosphates par
» la chaleur. Après la douche, elles deviennent
» fortement acides. L'acidité persiste une partie du
» jour, elle va en augmentant du premier au troisième
» jour. Le volume des urines diminue sensiblement.

« Cette douche régularise en outre l'excrétion de
« l'urée et de l'acide phosphorique qu'elle maintient à
« un taux assez élevé ; elle diminue l'acide urique
« dans des proportions remarquables (de 80 centi-
« grammes à 20 et 10).

Pour obtenir un effet complet de la douche, il est bon de provoquer à la suite une certaine transpiration par le maillot et de se reposer pendant une heure environ.

La douche tempérée a l'avantage de ne pas émettre de vapeurs, condition avantageuse pour les apoplectiques et les chlorotiques, chez lesquels il faut ménager l'activité de la circulation.

Douche de 38° à 45°. — A côté de la douche tempérée, est la douche véritablement chaude, de 38° à 45°. Celle-ci n'est que l'exagération de la première. Ici la congestion qui résulte de la douche est intense et très marquée autour des articulations atteintes, lorsque l'application a lieu sur elles. Si la douche est générale, la face devient vultueuse, la circulation est portée au plus haut degré d'accélération, la respiration est haletante, etc., aussi convient-il d'appliquer, sur la tête, pendant la durée de cette douche, une serviette mouillée avec de l'eau froide et d'essuyer le front avec des linges frais.

Cette douche véritablement thermique sera courte, de dix minutes au plus.

Ainsi donc, dans l'action d'une douche, nous relevons deux facteurs principaux : 1° la chaleur de l'eau ; 2° la percussion.

Plus ces deux termes seront élevés, plus la congestion qui en résultera sera forte, et partant la révulsion.

Mais il ne faudrait pas toutefois en conclure que l'effet thérapeutique sera d'autant plus accentué que la révulsion le sera davantage.

Avant de clore ce qui a trait aux douches, disons deux mots de la malheureuse et si fréquente tendance qu'ont la plupart des malades et même certains médecins de vouloir faire diriger les douches uniquement sur les parties affectées.

« Comme si, dit Gerdy (1), la percussion directe « plus ou moins énergique et plus ou moins longtemps « continuée d'une colonne d'eau sur une partie déjà « souffrante, déjà parfois congestionnée ou même « présentant un certain degré d'inflammation n'était « pas de nature à produire des effets diamétralement « opposés à ceux que l'on recherche et à augmenter le « mal au lieu de le diminuer . . . .

« Est-ce à dire que la douche locale soit constam- « ment sans avantages ? Loin de moi une pareille « exagération. Employée avec prudence, comme « résolutive, dans certains cas où l'on n'a pas « beaucoup à craindre de surexciter une affection

(1) Gerdy. — Loc. cit.

« importante, où bien dans des cas où l'on a besoin « de réveiller un certain degré d'excitation, la douche « locale peut offrir des ressources précieuses. Mais « son utilité me paraît beaucoup plus restreinte qu'on « n'est généralement disposé à l'admettre, et si l'on « peut citer un assez bon nombre de résultats « favorables obtenus par son emploi, cela ne prouve « pas qu'il ait été toujours rationnellement indiqué. « D'ailleurs, ce qu'on a obtenu par la douche locale, « on l'eût presque toujours obtenu également et plus « sûrement par la douche générale, à moins que « celle-ci ne fût contre-indiquée par des circonstances « particulières. »

Afin d'éviter la percussion de l'eau sur l'article malade, on dispose la pomme d'arrosoir de telle façon que celle-ci se trouve située à quelques centimètres seulement au-dessus de l'articulation. La douche agit alors, dans ce cas, plus par le contact que par le choc. Cette disposition nous paraît très pratique, car chez un grand nombre de rhumatisants, il suffit d'un très léger traumatisme articulaire pour occasionner une crise aigüe.

La douche peut être donnée isolément ou bien dans une baignoire et alors précédée ou suivie du bain.

Est-il préférable de la donner avant ou après le bain? Ces deux systèmes, dit Billout (1), offrent leurs inconvénients et leurs avantages ; mais il est d'usage plus général de donner la douche après le bain.

D'après le docteur Morice (2) si on la veut résolutive,

(1) Traitement du rhumatisme par les Eaux minérales. Annales de la Société d'Hydrologie. Tome VII.

(2) Loc. cit.

elle doit toujours précéder le bain et avoir une température égale à celle du bain.

Si, au contraire, on tient à une action révulsive, elle est indiquée après le bain, qu'elle le suive de prés ou de loin, et à une température élevée.

Les douches locales résolutives sont employées dans le cas de rhumatisme complètement chronique avec induration péri-articulaire très prononcée. Mais, dans la majorité des cas, on administre la douche générale, tout en insistant, au point de vue de la durée, sur la région malade.

Il est cependant, comme nous l'avons déjà dit, et on ne saurait trop y insister, il est, disons-nous, une régle dont on ne doit jamais se départir dans l'administration d'une douche. C'est la suivante : Il ne faut pas lancer le jet sur les articulations qui sont le siége des douleurs ; sans cette précaution, on risquera de ramener la douleur à l'état aigu et même de provoquer une récidive de l'attaque de rhumatisme qui obligerait le malade à interrompre son traitement.

On douchera avec avantage les régions situées au-dessus et au-dessous de la région malade. En localisant ainsi la douche, on activera la circulation des parties avoisinantes, on provoquera des contractions musculaires et on favorisera la résorption des produits inflammatoires.

« Très souvent, dit M. Chateau (1), les garçons ou « filles de bains, soit par habitude, soit plutôt par « indolence, quand ils administrent une douche en « lance, tiennent la lance perpendiculairement à la

(1) Annales de la Société d'Hydrologie Tome XXVIII. *Des douches locales à la Bourboule.*

« surface qu'ils doivent percuter, et presque toujours « aussi cette lance frappe la même place pendant « toute la durée de la douche.

« Il faut exiger que la douche soit promenée en « pinceau, obliquement de bas en haut, alternativement, « sans repos, par un mouvement continu et presque « toujours à demi-jet.

« On se trouve toujours mieux du jet ainsi *divisé*, « et il faut toujours proscrire le gros jet *contusif.* »

Il est une autre méthode, employée par le docteur Lemarchand (du Tréport) (1), et qui consiste à doucher, non plus la région malade, mais bien la partie saine et opposée. De telle sorte que si l'on a, par exemple, affaire à une névralgie sciatique gauche, c'est le membre inférieur droit qui recevra la douche. Celle-ci porte le nom de douche à *action réflexe.*

« Tandis, dit Lemarchand, que par l'action directe « on attaque la partie souffrante, par l'action réflexe « au contraire on agit sur elle par l'intermédiaire « d'organes sains qui sont toujours dans des « conditions physiologiques meilleures. Le malade « souffre moins de la douche à action réflexe ; elle ne « brutalise pas l'organe affecté comme la douche « directe et elle n'y fait pas naître des réactions qui, « trop énergiques, peuvent devenir fâcheuses. »

M. Lemarchand affirme la puissance et la supériorité de ce procédé, et toutes les fois qu'il peut s'en servir, il lui donne, à mérite égal, la préférence.

Signalons encore les *douches ondulatoires, sous-marines*, du docteur Mascarel, qui se donnent dans

(1) Annales de la Société d'Hydrologie. (De la méthode rationnelle dans l'application des douches). Tome XXV.

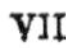

un bain à travers une couche de liquide de 5 à 10 centimètres et qui peuvent être générales ou locales, suivant les indications.

Douches alternantes et Ecossaises. — La douche chaude, suivie brusquement d'une douche à température opposée, porte le nom de douche *écossaise*. Si au lieu de se borner à une seule application chaude et froide, on répète plusieurs fois de suite des températures opposées, la douche prend alors le nom de *douche alternative* ou *douche alternante*. Elles sont généralement données l'une et l'autre sous forme de jet.

Nous les signalons, parce que dans le traitement du rhumatisme elles sont fréquemment employées avec grand succès chez les lymphatiques, ainsi que chez les malades à réaction difficile.

On comprendra aisément que par la perturbation considérable qu'elles déterminent dans l'organisme, elles constituent un agent aussi puissant que salutaire dans certains cas déterminés.

Il n'y a pas, dit Regnault (1), de moyen plus puissant que la douche écossaise pour forcer la contraction de la fibre musculaire, ranimer l'action du système vasculaire, produire dans toute l'économie des réactions aussi profondes que brusques.

C'est à l'aide de cette douche qu'on peut résoudre l'œdème passif, soit général, soit local, comme celui qui affecte si douloureusement, dans certains cas, les membres paralysés ; fondre les engorgements rebelles comme ces masses de tissu lardacé qui persistent

(1) Regnault. — Bourbon-L'Archambault. — Ses Eaux minérales. (Paris, Masson).

autour des tumeurs blanches des articulations ; rappeler la sensibilité, le mouvement dans les membres paralysés, vaincre l'atrophie des organes ou ranimer leur indolence et porter la vitalité presque dans le tissu aréolaire des os et dans leurs ligaments.

BAINS DE VAPEURS

Cette classe de bains comprend : 1° le bain de vapeurs sèches ; 2° le bain de vapeurs humides.

Le dernier appartenant à la médication hydro-minérale, c'est de lui seul que nous parlerons.

L'étuve humide consiste en une chambre exactement fermée, chauffée directement, soit par les effluves des sources hyperthermales *(étuves naturelles)*, soit par les vapeurs d'eau minérale fournies par des chaudières — générateurs de vapeurs.

Il y a aussi des étuves qui sont alimentées par la vapeur exaltée, obtenue par la chute de l'eau minérale avec ou sans appareil à trompe.

On appelle vapeurs *spontanées* celles qui se dégagent immédiatement de la source minérale tandis qu'on donne le nom de vapeurs *forcées* à celles qui sont artificiellement produites par une chaudière alimentée avec l'eau minérale.

La température de l'étuve humide ne doit guère s'élever au delà de 40 à 45 degrés centigrades.

« Les bains de vapeurs, dit Desnos (1), déterminent « des effets immédiats et des effets secondaires.

(1) Dictionnaire de Jaccoud.

« *Effets immédiats.* — De 25 à 35 degrés, on « éprouve une chaleur douce accompagnée d'une « transpiration assez abondante. La peau se couvre « de gouttelettes résultant de la condensation de la « vapeur et qu'il ne faut pas confondre avec la sueur. « Ces gouttelettes ne tardent pas, en grossissant, à « ruisseler sur tout le corps, comme sur les murailles. « Le pouls est accéléré, la tête lourde, les battements « du cœur précipités et tumultueux. Néanmoins, on « éprouve un sentiment de bien-être qui se décèle, « après le bain, par une agilité musculaire et une « activité plus grandes dans toutes les fonctions.

« De 35 à 40 degrés, les phénomènes sont les « mêmes que ceux des bains très chauds.

« *Effets secondaires.* — Ils varient avec le degré « de la température. Chez ceux qui sont restés dans le « bain à 35 ou 40 degrés centigr. et qui ont séjourné « assez longtemps, les sueurs se prolongent une « ou plusieurs heures ; la peau reste une grande « partie de la journée dans un état de moiteur et « de souplesse ; elle est sensible à l'impression « du froid ; la soif persiste plus ou moins longtemps, « l'appétit est développé, les mouvements des mem- « bres sont plus libres ; en un mot, toutes les « fonctions paraissent avoir subi un surcroît d'activité. « Les malades se trouvent plus légers, plus dispos : « ils éprouvent un bien-être inexprimable. »

D'après M. Lefebvre (du Nord) (1), il n'est pas indifférent de prendre le bain de vapeurs dans la position assise ou horizontale.

Lorsqu'on prend le bain étant assis, par exemple,

(1) *Gazette des Hôpitaux*, 1878.

dans ce cas les jambes fléchies et le corps placé verticalement forment. pour ainsi dire, deux angles opposés : de cette position peuvent résulter l'anémie du cerveau, la défaillance, la syncope, en un mot l'affaiblissement.

La position horizontale est incontestablement la meilleure, à la condition que la vapeur soit bien distribuée, divisée et répartie sur toute la surface du corps.

La durée de l'étuve ne dépasse pas en général 15 minutes. Pour éviter l'action congestive du milieu, il faut avoir, pendant la durée du bain de vapeurs, le soin de mouiller souvent le visage avec de l'eau fraîche.

En sortant de l'étuve, les précautions à ordonner au malade sont des plus minutieuses, car il doit se tenir le plus chaudement possible, se mettre au lit et éviter toute cause de refroidissement.

Le bain de vapeurs est généralement et selon les indications que présente le malade, suivi de quelque autre opération, telle que massage, douche, immersion dans la piscine, enveloppement dans le maillot (1).

D'après le docteur Monard, l'étuve avec massage

(1) Terme usuel, qui sert à désigner le peignoir de flanelle ou la couverture de laine dont on enveloppe le malade après le bain, la douche ou l'étuve. Placé directement sur la peau, il provoque la sudation qui est le complément du traitement. Cette sudation existe déjà, mais le maillot a pour but de l'augmenter et par suite d'accentuer l'effet thérapeutique. Après vingt minutes d'enveloppement dans le maillot, le malade est bien essuyé et bien séché à l'aide d'un drap chaud. Durant une heure ou deux, il doit garder le repos, en se couvrant d'une façon moyenne afin de s'adapter peu à peu à la température extérieure et d'éviter le changement brusque de température qui pourrait lui être préjudiciable.

et maillot surexcite la nutrition, active la combustion, provoque une action perturbatrice qui ne pourrait, sans accident, être continuée plusieurs jours consécutifs.

Lorsque l'étuve est suivie d'un bain de piscine avec exercice modéré, la sédation se produit rapidement, les produits excrémentitiels de l'urine sont dilués, les combustions régularisées ; la fatigue est moindre.

Nous ne pouvons pas terminer ce qui a trait aux étuves sans signaler les bains de vapeurs *partiels*, usités dans quelques stations, et notamment à *Aix-les-Bains* où ils rendent de si grands services dans le traitement du rhumatisme localisé en certaines régions.

Le bain de vapeurs *partiel* ou *local* (douche Berthollet, d'Aix) a pour effet de provoquer localement la congestion de la peau : il est résolutif. La région du corps malade est placée dans un appareil spécial approprié à la région, et dans lequel arrive la vapeur fournie par l'eau minérale, de telle sorte que dans certains cas particuliers, on peut envelopper une région donnée de vapeur, sans exposer le malade à l'action générale de celle-ci.

BOUES MINÉRALES ET VÉGÉTO-MINÉRALES

« On appelle ainsi, dit Durand-Fardel, des terres « délayées par les eaux minérales et imprégnées de « principes gazeux et salins, que celles-ci laissent en « passant. »

Les boues constituent un agent thérapeutique très puissant et très salutaire dans le traitement du rhumatisme chronique. On les utilise surtout à *Dax* (Landes) et à *Saint-Amand* (Nord).

Boues végéto-minérales de Dax. — Voici ce que dit à ce sujet le docteur Saintorens : (1)

« Toute la partie basse de la rive gauche de « l'Adour (fleuve qui arrose la ville de Dax) est « constituée par des alluvions superposés aux « formations crétacées ou tertiaires, et le plus grand « nombre des sources thermales se dégagent du sein « des alluvions. La réunion de ces deux éléments « forme une boue thermale que l'on ne trouve qu'à « quelques mètres de profondeur et qui est peu « utilisée par la médication balnéaire.

« L'origine des boues employées dans les piscines « ou les baignoires des établissements de la station

(1) Les eaux sulfureuses de Gamarde. — Considérations sur leur action thérapeutique et sur leur emploi à la station hivernale de Dax. (Dax. 1883).

« est dûe aux dépôts limoneux que l'Adour abandonne « aprés chaque inondation. Ces limons déposés sur « les sources thermales se trouvent imprégnés d'eau « minérale, et l'algue dont la présence est essentiel- « liement liée à cette eau, se développe sous l'influence « de l'air et de la lumière. Au contact de cette matière « organique, la sulfuraire se produit et des gaz se « dégagent. Ces gaz sont semblables à ceux des « réservoirs où l'eau thermale séjourne, c'est-à-dire « qu'ils renferment 98 0/0 d'azote. »

Les boues de Dax s'administrent en bains entiers ou demi-bains dans des piscines et des baignoires alimentées par l'eau thermale courante. Celle-ci, dont le débit est excessivement considérable, traverse incessamment la piscine à boues et défuit par une ouverture pratiquée sur une des parois de la baignoire.

La température des bains de boues varie entre 38° et 48° centigrades. Notons en passant que dans les piscines à boues de Dax il existe un léger écart entre la température de l'eau thermale et celle de la boue, cette dernière étant toujours de deux à trois degrés plus élevée que l'eau qui la traverse.

La durée du bain de boues est d'environ de 12 à 15 minutes. On n'en prend qu'un par jour, le matin à jeun, la séance du soir étant consacrée aux douches.

Aprés le bain, le malade reçoit ou bien un arrosage général d'eau à 40° qui le débarrasse de la boue adhérente à son corps ou bien une douche à la même température ou à une température inférieure, selon le cas.

Cela fait, il se couvre très chaudement, s'enveloppe dans une bonne couverture et regagne son lit.

Boues de Saint-Amand. — Les boues de Saint-Amand, dit le docteur Félix Isnard (1) sont constituées par trois lits superposés. Le lit superficiel est formé d'une terre noire semblable à la tourbe ; le second est de la marne argileuse ; les deux réunis ont une épaisseur de deux mètres. Le troisième lit est un sable mouvant de deux à trois mètres de hauteur. C'est au travers de ce sable que viennent sourdre, dans un espace de cinq à six cents mètres carrés, une infinité de petites sources sulfureuses, qui, détrempant les deux couches superficielles, les transforment en un espèce de bourbier.

Ces boues ont une couleur noire, une odeur sulfureuse, une température de 26° centigrades.

Elles sont renfermées dans une rotonde vitrée circonscrivant un bassin divisé symétriquement en 120 cases ou loges, disposées en séries concentriques et séparées les unes des autres par une muraille de ciment.

La douche précède ordinairement le bain de boues.

La durée du bain varie de une à six heures. On n'en prend jamais qu'un par jour.

A la sortie de leur case, les malades largement enveloppés dans un peignoir de toile et une couverture de laine sont traînés sur des fauteuils roulants jusqu'aux lavoirs latéraux où ils se débarrassent dans un bain simple de la boue restée adhérente à leur corps. De là, ils sont conduits dans des chaises à porteur jusqu'à leur lit ou ils achèvent la réaction que le bain a commencée, ou bien ils vont la compléter par l'exercice et la promenade.

(1) Etude historique et médicale sur les eaux et boues minérales de Saint-Amand (Nord). 1887.

Les malades se reposent habituellement un jour sur huit ou dix : ce jour-là, ils prennent un grand bain simple.

Quant aux effets physiologiques du bain de boues, voici ceux que nous ont fournis les expériences sur nous-même faites à Dax et qui se trouvent exposés en détails dans un de nos travaux antérieurs (1).

L'action du bain de boues de Dax peut se résumer par un seul mot : la *révulsion*.

Il est par dessus tout un agent de dérivation et de décongestion, en même temps qu'il est un stimulant du système musculaire ; et cette action, il la doit surtout à l'eau thermale dans laquelle macère le limon.

Les phénomènes observés chez les malades soumis à ce genre de bains, sont des phénomènes d'excitation générale, de suractivité respiratoire et circulatoire, d'éréthisme nerveux. La chaleur et l'ébranlement se communiquent rapidement dans la profondeur des tissus ; les liquides appelés à la périphérie, viennent gonfler l'appareil vasculaire cutané ; la peau est turgescente, surtout au niveau des articulations ; la circulation est accélérée, la respiration haletante, la sueur perle sur la face. Mais ces phénomènes ne sont que passagers, et au bout de dix à quinze minutes de repos au lit, le malade ressent au contraire une sensation de bien-être général ; la circulation et la respiration se ralentissent, la peau se dilate, se couvre d'une transpiration abondante et le baigneur éprouve une tendance au sommeil.

Ces phénomènes ne sont, en somme, que ceux du bain hyperthermal, avec cette considération toutefois

(1) Traitement du rhumatisme noueux par les boues de Dax.

que le malade supporte dans un bain de boues des températures à peu près intolérables dans un bain ordinaire.

Les contre-indications de ce bain sont celles du bain hyperthermal. Le bain de boues est un agent très précieux dans le traitement du rhumatisme chronique en général et il peut être employé avec succès dans *toutes les formes de la maladie.*

Ainsi que nous l'avons démontré il y a quelques années, il exerce une influence des plus heureuses sur une de ses formes particulièrement rebelles : le rhumatisme noueux ou déformant.

APPLICATION DE CONFERVES

C'est surtout après le travail de de Laurès, que dans certaines stations, et notamment à Néris, on s'est engoué de ce mode de traitement.

Les conferves thermales sont employées en frictions, en cataplasmes et en bain local.

Nous n'attribuons pas à ce procédé l'importance que d'aucuns ont voulu lui accorder. C'est un moyen tout à fait secondaire que nous ne faisons que signaler sans y insister.

A côté de ces divers agents mis en usage dans les différentes stations thermales pour le traitement du rhumatisme chronique, il en est d'autres, accessoires, tels que la mobilisation des articulations, dont nous avons déjà parlé, le massage, l'électrisation, les cornets, etc., etc., qui sont concurremment employés. Disons un mot de ces derniers.

L'électrothérapie se fait par les courants induits (faradisation) ou par les courants continus (galvanisation).

D'aprés le docteur Boudet de Paris (1), ancien interne des hôpitaux, et qui s'occupe avec une grande distinction de cette méthode thérapeutique, la galvanisation a pour résultats : 1° de faire cesser rapidement les douleurs ; 2° de faire disparaître les contractures ; 3° d'aider à la disparition des nodosités.

Prolongée quelque temps, elle fait également disparaître l'atrophie des muscles et la paralysie. Le mode d'application est le suivant :

Appliquer le pôle positif représenté par une large plaque mouillée sur la région cervico-dorsale (pour le rhumatisme des membres supérieurs) ou sur la région dorso-lombaire (pour le rhumatisme des membres inférieurs). Plonger les extrémités malades dans un bassin de porcelaine plein d'eau légèrement salée et à la température du corps. Enfin, mettre cette eau en communication avec le pôle négatif de la pile au moyen d'une plaque métallique ou d'un fil conducteur.

Pour un adulte, le courant doit avoir une intensité de 15 à 30 unités ; pour un enfant, de 8 à 12 unités.

Les séances doivent avoir lieu tous les jours, et chacune d'elle doit avoir une durée de 10 à 15 minutes.

Le massage peut se pratiquer sous la douche,

(1) *Gazette des Hôpitaux*, 55e année, n° 116.

comme à Aix-les-Bains, et c'est là une excellente méthode, ou bien il se fait à sec.

Nous avons déjà indiqué le mode opératoire usité à Aix ; nous croyons inutile d'y revenir.

Quant aux *cornets*, ils constituent un autre agent accessoire, fort original, et usité seulement. croyons-nous, à Bourbon-l'Archambault. Voici en quoi ils consistent :

Ce sont des cornes de taureaux amincies, souples. percées à la pointe d'un petit trou auquel un homme adapte ses lèvres pour produire le vide par de fortes aspirations ; le vide opéré, le trou se trouve bouché par un morceau de cire préalablement introduit dans la bouche, puis poussé par la langue et fixé par les dents.

Ce procédé, sous tous les rapports, est bien préférable aux ventouses ordinaires. On peut poser un grand nombre de cornets en quelques minutes ; leur petit diamètre, les formes variées qu'on peut leur donner permettent de les adapter aux surfaces les moins étendues concaves ou convexes, à la face, aux malléoles, à toutes les articulations, même à celles des doigts et des orteils ; on peut graduer très aisément leur action, la porter jusqu'au phlyctène et soustraire par la scarification une quantité de sang déterminée.

ACTION GÉNÉRALE DES EAUX MINÉRALES

Les eaux minérales ont deux sortes d'actions : 1° une action *immédiate ;* 2° une action *éloignée.*

Action immédiate. — L'action immédiate comprend deux phases : l'une d'excitation, l'autre de sédation.

La période d'excitation manque souvent ou du moins passe inaperçue. Elle suit généralement les premières applications hydro-minérales et porte le nom de *poussée.*

Dans un travail inséré au tome 17 des *Annales de la Société d'Hydrologie médicale de Paris*, M. le docteur Tillot divise les poussées thermales suivant qu'elles proviennent de l'intérieur à l'extérieur ou par action purement topique, en pathogénétiques et de cause externe.

Tantôt elles sont dûes au séjour prolongé dans le bain ou dans les piscines ; tantôt à l'action nettement irritante de telle ou telle source.

La poussée consiste habituellement dans l'exagération et l'aggravation des symptômes morbides. Elle est caractérisée par de l'excitation ; les douleurs se réveillent, sont augmentées ; le malade éprouve la sensation de fatigue et de brisement des membres ; quelquefois il y a constipation, congestion hémorrhoïdale, fièvre, agitation, insomnie. L'urine est rare, colorée. On observe également des vertiges, de l'agacement général, de l'hypéresthésie. On peut aussi voir apparaitre des éruptions diverses (érythéme, furoncles, etc.)

Tous les sujets peuvent en être atteints, mais principalement les névropathes et souvent aussi les gens à tempérament sanguin.

La poussée est un phénoméne de réaction générale, trés souvent un résultat de l'excitation locale cutanée. Elle est de courte durée. Bientôt, en effet, les douleurs diminuent d'intensité, la tuméfaction disparaît, les mouvements deviennent plus faciles et tout rentre dans l'ordre.

On considére généralement cette poussée thermale comme d'un bon augure, et comme un premier pas vers la guérison, car on a remarqué que les rhumatisants chroniques dont les douleurs ne sont pas réveillées par le traitement hydro-minéral, ne retirent qu'une légére amélioration immédiate ou consécutive de l'emploi des eaux thermales.

La poussée thermale qui, d'ordinaire, se produit du quatrième au dixième jour (crise *thérapique de Peyrot*), peut ne survenir que tardivement, vers la fin du traitement ou même après la saison (crise *athérapique* ou *post thermale*).

Autrefois, les médecins cherchaient à la provoquer. Aujourd'hui, au contraire, on l'évite autant que possible et quand elle se montre, on la fait disparaître par une interruption de quelques jours dans le traitement.

Il ne faut pas confondre cette poussée de *bon augure, utile*, qui est le prélude d'une amélioration consécutive avec cette autre poussée *nuisible* dûe ou à un traitement intempestif, intensif, exagéré ou à ce fait que les eaux sont contre-indiquées. Dans ce dernier cas, malgré une interruption, la crise persiste, et il est de toute nécessité de cesser le traitement pour éviter les accidents fâcheux qui pourraient se produire.

A cette crise d'excitation succède la période de sédation caractérisée par l'amendement des symptômes morbides, la disparition des douleurs et de la tuméfaction articulaire, par le retour du mouvement et l'amélioration de l'état général.

Action éloignée. — Outre leurs effets immédiats, les eaux minérales en produisent d'autres qui les suivent à des intervalles plus ou moins éloignés. C'est ainsi qu'on voit tous les jours les bons résultats du traitement se montrer plusieurs semaines ou plusieurs mois après la cure. Aussi, dit Candellé (1), est-il impossible, en médecine thermale, de prendre une bonne observation sans la constatation de ces effets consécutifs éloignés.

Le médecin fera bien de prévenir le malade de la possibilité de cette action tardive des eaux.

(1) Manuel pratique de médecine thermale.

DURÉE DE LA CURE

Cette durée ne saurait être soumise à des régles inflexibles, car si certains malades supportent bien le traitement dés le début, il en est d'autres qui le supportent difficilement, souvent même péniblement, et qui sont obligés de l'interrompre pendant un certain nombre de jours.

D'autres doivent perdre plusieurs jours en tâtonnements indispensables, et, enfin, les femmes sont souvent arrêtées par des raisons physiologiques.

Outre ces considérations, il en est d'autres qui dépendent de la forme de la maladie et du traitement mis en usage dans chaque station.

On comprend que dans ces conditions, il soit absolument impossible d'assigner, d'une maniére générale, le nombre de jours pendant lesquels le rhumatisant devra suivre son traitement. Cela dépend de plusieurs considérations, et les chiffres fatidiques de vingt-un jours pour beaucoup de Français et de neuf jours pour les Espagnols ne supportent pas le moindre examen.

Il tombe sous le sens que la même régle ne peut être applicable à tous les malades et que telle forme de rhumatisme peut parfaitement être améliorée au bout de quinze jours, alors que telle autre ne trouvera une amélioration appréciable qu'aprés un mois.

Toutefois, on peut fixer approximativement la durée de la cure de vingt à trente jours.

Le rhumatisme chronique exigera d'autant plus de cures thermales qu'il sera plus invétéré.

SAISON

L'époque la plus favorable pour soumettre les rhumatisants à un traitement thermal est la saison d'été, parce que durant cette époque de l'année les fonctions de la peau sont plus actives et que d'autre part les changements atmosphériques si nuisibles à cette maladie sont rares et passagers.

C'est en outre pendant l'été que les rhumatisants éprouvent généralement les rémissions les plus sensibles dans leurs douleurs. Il est néanmoins des malades qui souffrent pendant cette saison d'une recrudescence de leur mal : de ce nombre sont ceux qui sont atteints de rhumatisme noueux et les travailleurs des champs. Chez ces derniers, l'exacerbation des douleurs provient des travaux fatigants auxquels ils se livrent pendant cette époque de l'année, et de ce qu'ils exposent leur corps en sueur aux refroidissements. Aussi, comme il arrive fréquemment dans les maladies à accès, les douleurs se reproduisent-elles avec une certaine régularité pendant la saison où elles ont été contractées.

Si l'été paraît être la saison la plus favorable à un traitement thermal pour les rhumatisants chroniques, cela tient aussi à ce que la plupart des stations dans lesquelles la cure peut être faite avec avantage, offrent, dans les autres saisons, des conditions climatériques fâcheuses et nuisibles à ces malades.

Il est cependant certaines stations, qui grâce à la

douceur et à l'uniformité de leur climat, peuvent recevoir des rhumatisants durant toute l'année : dans ce nombre, nous citerons *Dax, Amélie-les-Bains, Le Vernet.*

CHAPITRE IV

DE QUELQUES STATIONS ET EAUX THERMALES EN PARTICULIER

EAUX SULFUREUSES

Dans ce dernier chapitre, nous allons passer rapidement en revue les diverses stations thermales qui peuvent revendiquer le privilège du traitement du rhumatisme chronique.

Commençons par les sulfureuses.

Fontan divisait celles-ci en deux espèces : 1° les eaux sulfureuses *naturelles* (sulfurées sodiques) ; 2° les eaux sulfureuses *accidentelles* (sulfurées calciques); il qualifiait ces dernières d'*accidentelles* parce que l'élément sulfureux ne préexiste pas dans ces eaux. A l'origine, ce sont des eaux sulfatées-calciques, séléniteuses, qui deviennent *accidentellement* sulfureuses par suite de la réduction de leurs sulfates au contact des matières organiques du sol, d'ordinaire des tourbes en décomposition ou en putréfaction.

Cette division de Fontan est aujourd'hui délaissée, et on distingue les eaux sulfureuses en *sulfurées-sodiques* et en *sulfurées-calciques*, suivant que le soufre qu'elles contiennent est à l'état de sulfure de sodium soluble ou de monosulfure de calcium.

1° *Sulfurées-sodiques.* — D'après *Filhol*, leur principe sulfureux serait constitué par le monosulfure de sodium — c'est l'opinion la plus généralement adoptée.

D'après *Garrigou*, ce serait tantôt sous forme de sulfhydrate de sulfure, tantôt sous celle de monosulfure ou d'acide sulfhydrique qu'il se présenterait.

Elles sont sulfurées dès leur origine. Elles sont incolores, inodores et limpides avant leur contact avec l'air, et ce n'est que postérieurement et consécutivement à ce contact avec l'oxygène de l'air qu'elles répandent l'odeur caractéristique d'hydrogène sulfuré, et qu'elles éprouvent un commencement de décomposition. C'est pour ces mêmes motifs que ces eaux, de limpides qu'elles étaient, deviennent opalines et *louchissent*.

Au moment de leur émergence, il se dégage de l'hydrogène sulfuré qui est un des éléments les plus importants de leur action thérapeutique. Ce dégagement cesse lorsque ces eaux deviennent *dégénérées*, c'est-à-dire lorsque de sulfurées, elles deviennent sulfitées.

Elles naissent des terrains primitifs ignés.

Elles sont moins minéralisées que les sulfurées calciques.

Elles dégagent de l'azote en abondance et à peine de gaz acide carbonique.

Elles renferment une grande quantité de matières organiques. 1° une matière dissoute et qui ne trouble pas l'eau : la barégine ; 2° une matière qui la trouble : la *glairine* des conferves.

Elles sont en général thermales.

Quelquefois le soufre se dépose en masse dans ces eaux et s'y suspend à l'état de grande division : il forme ainsi des eaux blanches (certaines sources de Luchon) et les eaux bleues (Ax).

Au point de vue de l'activité thérapeutique, leur degré de sulfuration a moins d'importance que leur degré de fixité. Le degré d'excitation n'est donc pas en rapport avec le degré de sulfure qu'elles contiennent : il est sous la dépendance de diverses causes dont la plus importante est le plus ou moins d'altérabilité de l'eau.

2° *Sulfurées calciques.* — A leur émergence, elles renferment de l'acide sulfhydrique libre (hydrogène sulfuré). Elles sont sulfhydriquées, et par conséquent odorantes *dès leur sortie du sol.*

Elles naissent des terrains de transition secondaires ou tertiaires.

Elles ne sont pas sulfurées à leur origine : elles le deviennent accidentellement pendant leur trajet.

Elles sont plus minéralisées que les sulfurées sodiques.

Elles dégagent de l'azote, à la place d'acide carbonique.

Elles ne renferment presque jamais de matières azotées.

Action thérapeutique des Eaux sulfureuses. — Les eaux sulfureuses sont *excitantes*, et avant d'y adresser un malade, il faut savoir si l'excitation va correspondre à la résistance du sujet ou la dépasser. Les vieillards, les cardiaques, les épileptiques et les nerveux ne doivent pas user de ces eaux, car elles activent la circulation et amènent la fièvre (poussée thermale).

Les eaux sulfureuses peuvent être employées dans le traitement de toutes les variétés de rhumatisme.

Cependant, comme l'action excitante de l'état général et de la lésion locale est très accentuée, surtout pour les eaux hyperthermales et hyperminéralisées, on comprendra facilement que ces dernières ne seront ordonnées que si la lésion est bien chronique et peut être excitée sans danger et que si elle se trouve sur un terrain lymphatique, scrofuleux, sans réaction.

Parmi les *sulfurées sodiques* qui peuvent être ordonnées aux rhumatisants, nous citerons *Amélie-les-Bains*, — *Ax*, — *Barèges*, — *Cauterets*, — *Eaux-Chaudes*, — *Luchon*, — *Saint-Sauveur* et *Le Vernet*.

Parmi les *sulfurées calciques*, nous ne mentionnerons qu'*Aix* (Savoie), la plupart des autres stations étant surtout réservées à des cures internes pour les affections des voies respiratoires.

A. — Sulfurées sodiques

AMÉLIE-LES-BAINS

Dans le département des Pyrénées-Orientales. — Arrondissement de Céret. — Desservi par la gare de Perpignan. — De Perpignan à Amélie : 39 kilomètres. — Altitude : 240 m.

Amélie-les-Bains possède un grand nombre de sources dont les principales sont : 1° le grand Escaldadou (T. 61°) ; 2° le petit Escaldadou (61°5) ; 3° la source Amélie (47°) ; 4° la source Arago (60°).

La thermalité des différentes sources varie de 36° à 64° (1).

Voici l'analyse du « grand Escaldadou » faite en 1858, par M. Poggiale :

Sulfure de sodium.	0 gr. 012
Chlorure de sodium.	0 044
Carbonate de soude.	0 071
— de potasse	0 010
Sulfate de soude.	0 049
Silicate de soude	0 118
Alumine et oxyde de fer.	0 004
Chaux et magnésie	Traces.
Glairine	0 009
	0 gr. 317

Les sources sont disposées dans trois établissements. 1° l'Hôpital militaire, alimenté par le grand Escaldadou ; 2° les Thermes Romains, alimentés par la source du bassin de réfrigération (61°) et par le petit Escaldadou ; 3° les Thermes Pujade, alimentés par la source Amélie et Glairineuse et la source Arago.

Amélie-les-Bains étant un séjour d'hiver, le traitement peut y être suivi en toute saison. Il consiste en bains, douches, étuves et boisson.

La station s'adresse plus spécialement aux rhumatismes chroniques chez les sujets mous, lymphatiques, scrofuleux.

(1) Etude clinique sur Amélie-les-Bains (Ses eaux et son climat), par le Dr Louis Garnier.

AX

Dans le département de l'Ariège. — Arrondissement de Foix. — Station du chemin de fer du Midi (ligne de Toulouse à Ax). — Altitude : 718 mètres.

Les sources d'Ax sont au nombre de soixante-une; leur température varie de 17° (source Basse), à 77° (source Rossignol.)

Leur abondance est telle qu'on évalue à prés de 2.000.000 de litres par vingt-quatre heures la quantité d'eau débitée par elles.

Ax posséde quatre établissements thermanx. On les nomme, par rang d'ancienneté : Le Couloubret, — Le Teich, — Le Breilh, — Le Modéle.

Les sources se décomposent en quatorze sections de bains (6 au Couloubret ; 3 au Teich ; 2 au Breilh ; 3 au Modèle.)

La quantité de principe sulfureux contenu dans ces diverses sources est variable. Elle commence à zéro pour s'élever progressivement jusqu'à 0.0276 dix milliémes de sulfure de sodium par litre d'eau (source Viguerie, au Teich).

« Grâce à cette sorte de gamme thermale et « sulfureuse, on peut être assuré de trouver à Ax « la note exacte qui convient le mieux à la constitution « du sujet et à la maladie dont il souffre, pourvu « que l'indication des eaux sulfureuses, à base de « de soude, soit nettement formulée. » (Docteur Auphan.)

Voici l'analyse de trois de ces sources par Garrigou (1862) :

POUR 1 LITRE D'EAU	Source Viguerie (Etabl. du Teich)	Sour. Les Canons (Etabl. du Breilh)	Sour. du Bain Fort (Et. du Couloubret)
Sulfure de sodium.	0.0200	0.0210	0.0148
Chlor^e^. de sodium.	0.0350	0.0265	0.0230
Sulfate de soude. .	0.0318	0.0509	0.0675
Silicate de soude. .	0.1102	0.1127	0.0965
— de chaux. .	0.0185	0.0166	0.0167
— de magnés.	0.0006	0.0006	0.0030
Silice en excès. . .	—	—	0.0008
Matière organique.	0.0450	0.0360	0.0500
Oxyde de fer. . . .	0.0002	0.0007	0.0002
Alumine	0.0001	0.0003	0.0001
Acides phosphorique et borique. . Iode-sulfure de potassium-Lithium.	Traces	Traces	Traces
	0.2614	0.2653	0.2726

Les eaux d'Ax s'adressent spécialement au rhumatisme chronique torpide.

La saison s'étend du 15 juin au 30 septembre.

BARÈGES

Dans le département des Hautes-Pyrénées. — Arrondissement d'Argelès. — Chemin de fer de Paris à Bordeaux et de Bordeaux à Pierrefite. — De Pierrefite à Barèges : 19 kilomètres. — Altitude : 1280 mètres.

Les eaux de Barèges sont des eaux très fortes, c'est-à-dire très actives et très excitantes. Elles agissent sur le système nerveux et sur la circulation en y développant une certaine activité. L'excitation produite est beaucoup plus vive que celle produite par les chlorurées sodiques fortes.

Elles sont employées en bains, en douches et en boisson.

Les principales sources de Barèges sont :

	TEMPÉRATURE	DEGRÉ de sulfuration	
L'Entrée.	43.90	0.344	de sulfure de sodium
Le Bain neuf	38.20	0.0356	—
L'Ancienne Gency. .	37.65	0.027	—
Polard.	37	0.025	—
Dassieu	37.80	0.025	—
Du Fond.	36	0.024	—
La Chapelle	33	0.020	—
Nouvelle Gency. . .	33.5	0.038	—
Le Tambour	44.10	0.040	—

A ces sources, s'ajoute la source de Barzun distante de 500 mètres de Barèges et formant un petit établissement. Sa température est de 29.5. Sa sulfuration de 0.291.

Voici l'analyse de deux de ces sources par Filhol (1863) :

Pour un litre d'eau	Source du Tambour	Source Polard
Sulfure de sodium.	0.0408	0.0253
Chlorure de sodium	0.0720	0.0450
Silicate de soude.	0.0984	0.0981
Silicate de chaux	0.0161	0.0159
Silicate de magnésie.	0.0016	0.0014
Sulfate de soude	Traces.	0.0319
Iodure de sodium	Traces.	Traces.
Borate et phosphate de soude.	Traces.	Traces.
Sulfure de fer	0.0005	Traces.
Matière organique.	0.0669	0.0445

Par suite de son action excitante, Barèges est une des stations les plus recommandables pour les rhumatismes chroniques de vieille date et les rhumatismes qui surviennent chez des gens scrofuleux et lymphatiques.

Il faut en écarter les malades exposés à des mouvements congestifs ou dont le système nerveux est trop impressionnable.

La saison commence le 15 Juin et finit le 15 Septembre.

CAUTERETS

Dans le département des Hautes-Pyrénées. — On s'y rend en chemin de fer jusqu'à la station de Pierrefite. — De Pierrefite à Cauterets : 11 kilomètres. — Altitude : De 932 à 1147 mètres.

Les diverses sources de Cauterets jaillissent sur le flanc de trois montagnes distinctes, ce qui les a fait partager en trois groupes :

Le groupe de l'*Est* comprenant : César (T. 48°) ; Les Espagnols (T. 46°7) ; Pause Vieux (T. 41°8) ; Le Rocher (T. 42°) ; Rieumiset, *non sulfureuse* (T. 16°).

Le groupe du *Sud* comprenant : Le Bois (T. 42°3) ; Les Œufs (T. 53°3) ; Mauhourat (T. 49°5) ; Les Yeux, Le Pré (T. 49°) ; Le Petit Saint-Sauveur (T. 34°5).

Le groupe du *Centre,* intermédiaire, comprenant : Les trois sources de la Raillière (T. 39°4).

Voici l'analyse élémentaire faite par MM. O. Réveil et Filhol des trois principales sources de Cauterets (1860), et deux plus récentes (1878 et 1881) dûes à M. Garrigou sur l'eau du Petit Saint-Sauveur et du Rocher :

Eléments de l'analyse. — Eau un litre.

	César	La Raillière	Mauhourat	Petit St-Sauveur	Le Rocher
Soufre	0.0099	0.0072	0.0057	0.0031	0.0070
Chlore	0.0436	0.0365	0.0484	0.0225	0.0284
Brôme	—	—	—	—	0.0001 à 0.0002
Iode	Traces	Traces	Traces	—	net
Fluor	—	—	—	—	—
Acide carbonique	—	—	—	0.0002	Traces
Acide sulfurique	0.0050	0.0260	0.0059	0.0098	0.0302
Acide silicique	0.0581	0.0655	0.0571	0.0562	0.0598
Acide borique	Traces	Traces	Traces	—	—
Acide phosphorique	—	—	—	—	Traces
Potasse	—	—	—	0.0022	0.0036
Soude	0.0882	0.0693	0.0826	0.0629	0.0780
Chaux	0.0152	0.0124	0.0159	0.0061	0.0075
Magnésie	0.0020	0.0002	0.0003	Traces	0.0001
Oxyde de fer	0.0002	Traces	0.0002	Traces	Traces
Matière organique	0.0450	0.0350	0.0460	Sensible	0.0270
TOTAL	0.2672	0.2521	0.2621	0.1630	0.2420
Gaz azote	22cc33	22cc50	23cc90	—	—
Gaz oxygène	Traces	Traces	Traces	—	—

Cauterets possède neuf établissements. 1° Les Thermes (alimentés par César et les Espagnols) ; 2° Le Rocher-Rieumiset (augmenté depuis 1879 des Néothermes) ; 3° Pause-Vieux ; 4° Pause-Nouveau ; 5° Les Thermes des Œufs ; 6° La Raillière (distante de Cauterets de 1,200 mètres environ) ; 7° Le Petit Saint-Sauveur ; 8° Le Pré ; 9° Les Bains des Bois.

Les eaux de Cauterets sont plus sédatives et moins excitantes que la généralité des sulfurées-sodiques.

Elles sont indiquées dans tous les cas de rhumatisme chronique.

La saison commence le 1er mai et finit le 1er novembre.

EAUX-CHAUDES

Dans le département des Basses-Pyrénées. — On s'y rend par la ligne du chemin de fer du Midi (embranchement de Pau à Laruns-Eaux-Bonnes). — De Laruns à Eaux-Bonnes : 6 kilomètres. — Altitude : 680 mètres. — A l'extrémité de la vallée d'Ossau.

On trouve dans cette station des sources thermales, tempérées et froides.

1° Sources thermales au nombre de trois : Le Clot, 36°25 ; L'Esquirette chaude, 35° ; Le Rey, 33°50. Elles sont employées en bains, douches et boisson.

2° Sources tempérées : L'Esquirette, tempérée, 31°50 ; Baudot, 25°50 ; Larresec, 24°35. Employées en boisson.

3° Source froide : Minvielle, 10°60.

Analyse des sources chaudes par Mialhe et Lefort (1866) :

	Le Clot	L'Esquirette	Le Rey
Sulfure de sodium.	0.00882	0.00913	0.00868
— de calcium.	Indiqué	Indiqué	Indiqué
Acide sulfhydrique.	—	—	—
Chlorure de sodium	0.0899	0.0891	0.0889
— de lithium	Indices	Indices	Indices
Iodure de sodium .	—	—	—
Carbonate de soude	0.0119	0.0119	0.0097
Sulfate de soude. .	0.0718	0.0725	0.0715
— d'ammoniaque	Indiqué	Indiqué	Indiqué
— de chaux. .	0.0690	0.0680	0.0663
Borate de soude . .	?	?	?
Silicate de potasse et de magnésie	0.0307	0.0275	0.0267
Acide silicique. . . .	0.0322	0.0342	0.0343
Matière org. azotée	Indiqué	Indiqué	Indiqué
	0.31432	0.31233	0.30608

En raison de leur faible minéralisation, les Eaux-Chaudes sont indiquées dans toutes les variétés de rhumatisme chronique et spécialement dans les rhumatismes avec nervosisme.

La saison commence le 1er juin et finit le 1er octobre.

BAGNÈRES DE LUCHON

Station du chemin de fer du Midi. — Dans le département de la Haute-Garonne. — Arrondissement de Saint-Gaudens. — Altitude : 618 mètres.

Bagnères-de-Luchon possède 48 sources sulfureuses dont la température varie entre 30° (Etigny n° 2) et 66° (source Bayen.)

Les plus importantes sont : La Reine, Bayen, Azémar, Richard supérieure, Grotte supérieure, Grotte inférieure, etc., etc.

Elles sont réunies dans un établissement très vaste et très complet, et administrées en boisson, bains, douches générales et locales, piscines de natation, petites piscines, étuves, etc.

Voici l'analyse de deux d'entre elles par M. Filhol (1853) :

	La Reine	Bayen
Acide sulfhydrique libre.	Traces	Traces
Carbonate de soude . . .	Traces	Traces
Sulfure de sodium	0.0550	0.0777
Sulfure de fer.	0.0028	Traces
Sulfure de manganèse . .	0.0033	Traces
Sulfure de cuivre	Traces	Traces
Sulfate de potasse	0.0087	Traces

Sulfate de soude.	0.0222	Traces
Sulfate de chaux.	0.0323	Traces
Hyposulfite de soude. . .	Traces	Traces
Chlorure de sodium . . .	0.0674	0.0829
Iodure de sodium.	Traces	Traces
Acide silicique	Traces	0.0444
Silicate de soude	Traces	Traces
Silicate de chaux	0.0118	0.0220
Silicate de magnésie . . .	0.0083	Traces
Silicate d'alumine.	0.0274	Traces
Alumine	Traces	Traces
Phosphate	Traces	Traces
Matière organique	—	Indét.
	0.2671	0.2270

« Les eaux de Bagnères-de-Luchon agiront « d'autant plus puissamment sur les rhumatismes, « que ces affections coïncideront avec quelque vice « dartreux ou syphilitique apparent ou caché, et que « le malade sera d'un tempérament lymphatique. » (Lambron).

La saison s'étend du 1er juin au 15 octobre.

SAINT-SAUVEUR

Hautes-Pyrénées. — On s'y rend par chemin de fer jusqu'à la station de Pierrefitte. De là, route nationale : 12 kilomètres. — Altitude : 770 mètres.

Saint-Sauveur se trouve situé à l'extrémité méridionale de la vallée de Luz, à l'entrée de la gorge qui aboutit au cirque de Gavarnie, dans la partie la plus curieuse à visiter et la plus fréquentée des Pyrénées centrales.

Au centre du village, se trouve la *Source des Dames* et l'établissement thermal communal qu'elle alimente. L'eau de cette source est employée en boisson, bains et douches de toute sorte : elle est limpide, transparente, d'une saveur hépatique et exhale l'odeur caractéristique des œufs couvés.

Un litre d'eau de cette source contient, d'après Filhol :

Sulfure de sodium.	0.0218
Chlorure de sodium. . . .	0.0695
Sulfate de soude.	0.0400
Silicate de soude	0.0704
— de chaux	0.0062
— de magnésie . . .	0.0031
— d'alumine.	0.0070
Matière organique.	0.0320
Acide borique et iode . . .	Traces
TOTAL.	0.2500

La température de l'eau varie, dans les baignoires, suivant l'éloignement de la source, de 34° à 32°.

Le professeur Schlagdenhauffen, de Nancy, a tout récemment décelé la présence de l'arsenic dans la proportion de 0 miligr. 016 par litre dans l'eau des Dames.

On trouve à 50 mètres au-dessus du niveau de St-Sauveur la source de *la Hontalade*, eau de boisson, très analogue à la source *Vieille* d'Eaux-Bonnes.

L'Etablissement thermal est ouvert du 1er juin au 1er octobre.

LE VERNET

Dans le département des Pyrénées-Orientales. — A 4 kilomètres de la petite place forte de Villefranche-de-Conflent. — A 12 kilomètres de Prades. — Desservi par la station d'Ille, du chemin de fer de Perpignan à Prades. — Altitude : 629 mètres.

Il existe deux groupes d'eaux sulfureuses : celui de la rive droite dont les sources constituent l'*Etablissement Mercader ;* celui de la rive gauche qui sont groupées sous le nom de sources de l'*Etablissement des Commandants.*

La température des sources est de 18° à 57°80.

L'Etablissement *Mercader* comprend six sources. Deux sont employées en boisson : *buvette de santé* et la *Bienfaisante Adélaïde.* Quatre alimentent les bains : La *Providence*, la source du *Chemin de Casteil*, la *Nouvelle source des Ménages* et la source *Ursule* (cette dernière employée en douches. Sa température est de 42°).

Voici l'analyse des sources Providence et Ursule (Thermes Mercader) :

Source Providence

Sulfure de sodium	0.0420
Sulfite de soude	0.0050
Sulfate de soude	0.0225
Sulfate de magnésie . . .	0.0035
Sulfate de chaux	0.0010
Silicate de chaux.	0.0628
Carbonate de soude . . .	0.0910
Carbonate de potasse . .	0.0100
Carbonate de magnésie .	0.0020
Carbonate de chaux . . .	0.0015

Chlorure de sodium . . .	0.0160
Fer et bronze	Traces
Alumine	0.0010
Glairine	0.0150
Iodure de potassium. . .	0.0001
	0.2734

SOURCE URSULE

Sulfure de sodium. . . .	0.0129
Chlorure de sodium . .	0.2371
Sulfate de soude	
Carbonate terreux . . .	
Silicate de soude. . . .	
Silicate de magnésie. .	
Indices de fer.	
Iodure alcalin.	
Matière organique . . .	
	0.2500

Les eaux du Vernet sont indiquées dans les rhumatismes chroniques atoniques, compliqués de lymphatisme.

En raison des conditions climatériques spéciales qu'offre la station, le traitement thermal peut y être suivi pendant toute l'année.

B. — Eaux sulfurées-calciques

AIX-LES-BAINS

Dans le département de la Savoie. — Arrondissement de Chambéry. — Station du chemin de fer de Lyon. — Altitude : 262 mètres.

Deux sources thermales alimentent l'établissement. L'une, dite de *Soufre ;* l'autre, dite d'*Alun* (cette dénomination d'eau d'Alun est impropre ; elle a été consacrée par la tradition.)

En voici l'analyse faite par Willm, en 1878 :

	Source de Soufre		Source d'Alun	
Température	45°5		44°6	
Hydrog. sulfuré libre.	$3^{mg}37$ à $4^{mg}13$		$3^{mg}74$	
Soufre à l'état d'hyposulfite	$3^{mg}84$		$3^{mg}60$	
Gaz acide carbonique.	$47^{cc}15$		$44^{cc}58$	
	ou $0^{g}0932$		ou $0^{g}0882$	
Azote	$13^{cc}03$		$12^{cc}5$	0.1982
Carbonate calcique. .	0.1894		0.1623	
— magnésique	0.0105		0.0176	
— ferreux. . .	0.0010		0.0008	
Silice	»		0.0175	
Total du dépôt par ébullition. .		0.2009		0.1983
Silice	0.0479		0.0365	
Sulfate de chaux . . .	0.0928		0.0810	
— de magnésie .	0.0735		0.0493	
— de soude . . .	0.0327		0.0545	
— d'alumine . .	0.0081		0.0003	
Chlorure de sodium.	0.0300		0.0274	
Phosphate de chaux.	0.0076		Traces	
Total des principes restés dissous.		0.2916		0.2461
Total des principes fixes dosés . .		0.4925		0.4433

	Source de Soufre		Source d'Alun	
Matières organiques — Très variable				
Lithine. . .	traces	0.0050	traces	0.0095
Potassium.	douteux		douteux	
Strontium .	douteux		douteux	
Iode	douteux		douteux	

La barégine d'Aix, séchée à 100° laisse 50 pour 100 de cendres composées de silice, d'alumine, d'oxyde de fer, de magnésie, d'iode, d'acide sulfurique et carbonique.

La station d'Aix est surtout remarquable par le mode perfectionné d'administration des eaux et l'importance de l'installation balnéaire. C'est plus à ces conditions particulières qu'à la qualité intrinsèque de ces eaux que sont dûs les résultats obtenus dans la station.

Le traitement d'Aix comprend : 1° Le bain d'eau minérale coupée avec l'eau ordinaire ; 2° Le bain d'eau minérale pure qu'on fait réfrigérer dans un grand réservoir ; 3° La douche qui s'administre en même temps que le massage ; 4° Le bain de vapeurs humides *(bouillon)* qui précède généralement la douche ; 5° Le bain de gaz hydrogène sulfuré qu'on obtient en recueillant le gaz qui s'échappe de l'eau précipitée d'une certaine hauteur dans un réservoir. Ce bain est dit *Bain Berthollet;* il constitue une véritable spécialisation d'Aix.

Dans le traitement du rhumatisme, on combine avec avantage les étuves, les douches et le bain.

Si, sous l'influence de la douche, les symptômes aigus tendent à reparaître, on administre le bain Berthollet qui ramène le calme.

Ajoutons que dans cette station, on nous semble un peu trop négliger le bain minéral qui pourrait cependant rendre des services considérables.

Les eaux d'Aix sont indiquées dans tous les cas de rhumatisme chronique ; cependant on comprend qu'elles aient peu d'action sur les rhumatismes très anciens, ou sur des rhumatismes survenant chez des strumeux ou des lymphatiques.

Les bains, les douches, les étuves sont généralement employés contre le rhumatisme. Le docteur Blanc (1) dit avoir une très grande confiance dans les étuves combinées avec la douche et le bain.

La saison commence le 15 mai et finit le 1er novembre.

Eaux chlorurées-sodiques

Nous laisserons de côté les chlorurées-sodiques froides qui ne peuvent être utilisées dans le traitement du rhumatisme chronique, et nous ne nous occuperons que de celles qui sont thermales.

Les eaux chlorurées-sodiques se divisent : 1° En *chlorurées-sodiques simples* ; 2° en *chlorurées-sulfurées* (qui dégagent de l'hydrogène sulfuré) ; 3° en *chlorurées-bicarbonatées* (qui contiennent une proportion à peu près égale de chlorures et de bicarbonates-sodiques).

De même que pour les sulfurées, l'action des eaux

(1) Rapport sur les eaux thermales d'Aix (en Savoie) par le docteur L. Blanc (1881).

chlorurées-sodiques est d'autant plus marquée que leur thermalité est plus élevée.

C'est pourquoi les eaux chlorurées-sodiques très thermales seront réservées aux rhumatismes sans réaction, aux lymphatiques et aux scrofuleux. Elles seront également indiquées dans les rhumatismes très anciens chez lesquels la lésion locale peut supporter une excitation assez prononcée, mais qui n'aboutira pas à la production de phénomènes aigus.

Tout rhumatisme chronique, au contraire, qui nécessitera des ménagements en temps que lésion locale, sera traité par les eaux chlorurées-sodiques faiblement thermales.

Leur action en bains est des plus énergiques. Elles produisent une révulsion intense du côté de la peau, des poussées, des phénomènes d'excitation générale très vive, qui les font contre-indiquer chez les nerveux et les malades irritables.

Quelquefois, on rend leur action encore plus énergique par l'addition des *Eaux-mères*.

Parmi les *chlorurées-sodiques simples* qui peuvent être indiquées dans le traitement du rhumatisme chronique, nous signalerons : *Balaruc, Bourbonne-les-Bains*, *Bourbon-Lancy*, *Bourbon-L'Archambault*, *La Motte*.

Parmi les *chlorurées-bicarbonatées* : *St-Nectaire* et *La Bourboule*.

Et enfin, parmi les *chlorurées-sulfurées* : *Uriage*, *Gréoulx* et *Tercis*.

A. — Chlorurées-sodiques simples

BALARUC

BALARUC, *près Cette (Hérault), est situé sur les bords du lac de Thau, dépendance de la Méditerranée, à deux heures de Montpellier. — On s'y rend de Montpellier par chemin de fer ; de Cette, par bâteau à vapeur.*

L'analyse la plus récente des eaux de Balaruc est dûe à MM. Béchamp et Gauthier (1886) : elle a trait à la source la plus importante, la source ancienne Fayard.

SOURCE FAYARD — T. 47°8

Chlorure de sodium	7.0451
— de lithium	0.0072
— de cuivre	0.0007
— de magnésium . .	0.8890
Bromure de sodium	Traces
Sulfate de potasse	0.1459
— de chaux	0.9960
Bicarbonate de chaux . . .	0.8350
— de magnésie . .	0.2167
Nitrates.	Traces
Acide silicique	0.0228
Acide borique	0.0080
Alumine . . . . } Manganèse. . . . . } Acide phosphorique . . . . }	0.0011
Oxyde de fer	0.0012
Acide carbonique.	0.0984
TOTAL	10.2671
Azote et oxygène	55cc

Il existe encore à Balaruc deux autres sources : celle du Puits communal, T. 24° et la source Bidon, T. 19° à 20°. Mais il faut les chauffer pour les employer en bains.

Au point de vue de leur minéralisation, MM. Béchamp et Chancel ont trouvé que ces deux dernières sources ressemblaient à l'ancienne : par le chauffage, elles ne subiraient en outre aucune altération.

On emploie aussi à Balaruc des *boues minérales* constituées par des matières argileuses que l'on ramasse dans le canal de déversement du trop plein de la source thermale. On les accumule dans un grand bassin dans lequel l'eau thermale est obligée de passer pour se perdre au-dehors.

Dans quelques cas, on augmente leur action résolutive par l'association des Eaux-méres provenant des salines de Villeroy (petite localité où se trouvent les salines, et séparées de Balaruc par un bras de l'étang de Thau.)

Les boues sont appliquées topiquement sur les articulations. On a le soin d'imbiber ce cataplasme toutes les cinq ou dix minutes avec l'eau thermale à sa température native.

. Les eaux de Balaruc, employées en bains généraux ou locaux et douches, sont indiquées dans le rhumatisme chronique chez les lymphatiques et les scrofuleux.

La saison a lieu du 1er mai au 30 octobre.

BOURBONNE-LES-BAINS

Situé dans l'arrondissement de Langres (Haute-Marne). — Chemin de fer de l'Est. — Ligne de Paris à Belfort et Bâle. — Embranchement de Vitrey à Bourbonne. — Altitude : 257 mètres.

Avant les travaux entrepris depuis une vingtaine d'années, on comptait à Bourbonne-les-Bains trois sources thermales : le *Bain Romain*, à l'établissement civil, le *Bain Patrice*, à l'Hôpital militaire, et la *Fontaine Saint-Antoine* ou *Matrelle* sur la place des Bains.

Douze forages ont été pratiqués ; cinq, consacrés à l'étude des terrains, ont été abandonnés ; les autres, nos 1, 8, 9, 10, 11, 12, 13, parfaitement captés, sont aujourd'hui les seules sources en activité.

La température varie suivant les sondages :

Nos	1	Température	55°4	centigrades
—	2	—	42°8	—
—	9	—	43°7	—
—	10	—	64° à 65°	—
—	12	—	64°	—
—	13	—	65°	—

De toutes ces sources, les plus importantes par l'abondance, la minéralisation et la thermalité, sont les nos 1, 10 et 13.

La dernière analyse a été faite en 1881, au laboratoire de M. Wurtz, président de la commission des eaux minérales, par M. Willm. En voici le résultat pour un litre d'eau pour les deux principaux sondages :

	Sondage n° 10	Sondage n° 13
Acide carbonique combiné . .	0.0703	0.0726
— libre	0.0263	0.0097
Silice	0.0748	0.0604
Carbonate de calcium	0.0743	0.0751
— de magnésium . . .	0.0032	0.0035
— ferreux et manganeux.	0.0023	0.0038
Fluorure de calcium	Traces	Traces
Sulfate de calcium	1.3980	1.3550
Chlorure de calcium	0.0785	0.1340
— de magnésium	0.0538	0.0483
— de lithium	0.0887	0.0826
— de sodium	5.2020	5.2034
— de potassium. . . . — de rubidium . . . . — de cœsium	0.1992	0.1925
Bromure de sodium	0.0644	0.0671
Iode, arsenic, ammoniaque . .	Traces	Traces
Matières organiques	Traces	Traces
	7.2392	7.2257

Les eaux de Bourbonne s'administrent en bains et en douches. Les bains se prennent en baignoire ou dans la piscine. La douche constitue un des éléments les plus énergiques de la cure à Bourbonne. Sa durée est habituellement de 10 à 20 minutes. Le malade la reçoit généralement sur un châssis de toile tendue en forme de lit dont la partie qui correspond à la tête peut être plus ou moins relevée par un mécanisme approprié. La douche se prend habituellement après le bain. La spécialisation de Bourbonne est la douche locale. On emploie également à l'hôpital militaire les fomentations, préconisées par Baudry dans certaines affections des os et des jointures, toutes les fois que la gravité des lésions articulaires et osseuses ne pourra permettre l'emploi de la douche *loco dolenti*. Leur mode d'application le plus commode est d'entourer la partie malade d'une compresse ou mieux d'un épais gâteau de charpie imbibé d'eau minérale et recouvert lui-même d'une toile imperméable.

L'établissement thermal est la propriété de l'Etat et administré en régie.

Les indications thérapeutiques de Bourbonne sont les mêmes que celles de Bourbon-L'Archambault, c'est-à-dire qu'elles s'adressent aux rhumatisants lymphatiques et scrofuleux.

La saison commence le 15 juin et finit le 15 octobre.

BOURBON-LANCY

Chef-lieu de canton (Saône-et-Loire). — Arrondissement de Charolles. — Chemin de fer de Paris à Moulins et de Moulins à Paray. — De Moulins à Bourbon-Lancy, route de terre : 36 kilomètres. — Altitude : 240 mètres.

L'établissement appartient à l'administration des hospices de la ville.

Voici d'après A. Glénard (1) la température des différentes sources de la station :

Limbe	Saint-Léger	Valois ou Marguerite	Reine	Descures ou Cardinal
56°	46°	46°	50°	49°

(1) Eaux thermales et minérales de Bourbon-Lancy, par A. Glénard, Paris 1881.

La composition des sources minérales de Bourbon-Lancy a été établie de la façon suivante par A. Glénard (1881) :

	Limbe	St-Léger	Valois ou Marguerite	Reine	Descures ou Cardinal
Gaz dissous azote.	11cc	11cc5	11cc5	11cc5	12cc
— oxygène.	2cc	2cc5	2cc4	2cc4	1cc
Chlorure de sodium.	1.2919	1.3116	1.1317	1.2960	1.2935
Iodure de sodium.	Appréciable	»	»	»	»
Sulfate de potasse	0.0746	0.0785	0.0783	0.0767	0.0777
— de soude.	0.0528	0.0592	0.0550	0.0628	0.0583
Bicarbonate de soude	0.0094	0.0024	0.0070	0.0180	0.0137
— de lithine.	Appréciable	»	»	»	»
— chaux.	0.2802	0.2948	0.2905	0.2776	0.2828
— magnésie.	0.0166	0.0144	0.0144	0.0172	0.0144
— fer et manganèse	0.0020	0.0017	0.0018	0.0017	0.0020
— ammoniaque.	0.0008	0.0003	0.0016	0.0008	0.0003
Silice	0.0732	0.0670	0.0718	0.0708	0.0670
Phosphate	Appréciable	»	»	»	»
Arsenic	0.0001	»	»	»	»
Matières organiques .	Traces	»	»	»	»
TOTAL des substances fixes.	1.8016	1.8299	1.8221	1.8216	1.8097

Les eaux de Bourbon-Lancy sont indiquées dans le traitement du rhumatisme chronique, chez les malades nerveux et irritables.

Elles conviennent également aux névralgies qui relèvent du rhumatisme.

Le mode d'action de ces eaux est la sédation.

La saison s'étend du 15 Mai au 15 Septembre.

BOURBON-L'ARCHAMBAULT

Dans le département de l'Allier. — Arrondissement de Moulins. — Chemin de fer de Paris à Moulins. — De Moulins à Bourbon-L'Archambault. — Route de terre : 22 kilomètres. — Altitude : 270 mètres.

Les eaux de Bourbon-L'Archambault comprennent quatre sources de nature différentes : 1° La source thermale; 2° La source minérale ferrugineuse de Jonas ; 3° La source acidulée ferrugineuse silicatée de Saint-Pardoux ; 4° La source bicarbonatée sulfureuse de la Trollière.

Voici la dernière analyse de la source thermale, faite par M. Willm, au nom de la commission de révision de l'annuaire des eaux minérales :

TEMPÉRATURE : 52°25

Acide carbonique combiné (co^2)	0.6745
— libre	0.3667
— total	1.0412
Carbonate de chaux.	0.2791
— de magnésie	0.0324
— de fer et de manganèse. .	0.0016
Silice	0.0925
Carbonate de soude	0.4759
Chlorure de sodium.	1.7702
— de lithium	0.0145
Bromure de sodium	0.0043
Sulfate de soude.	0.3522
— de potasse.	0.1557
Iodure, arseniate, fluor, cuivre.	Traces
Pertes et matières organiques .	0.0080
Poids du résidu par litre. .	3.1864

L'eau de la source Jonas, d'aprés une méthode populaire ancienne, sert à administrer des douches oculaires.

Bourbon-L'Archambault posséde : 1° Un hôpital thermal civil ; 2° Un hôpital thermal militaire ; 3° L'ancien ou petit établissement construit sur la source ; 4° Le grand établissement ou Nouveaux Thermes situé à l'ouest de la source, au milieu du parc.

Les eaux de Bourbon-L'Archambault, trouvent leur principale indication dans les rhumatismes qui se sont développés chez des individus lymphatiques ou scrofuleux.

D'aprés le docteur Regnault, médecin-inspecteur, le rhumatisme noueux serait avantageusement modifié à Bourbon-L'Archambault.

La saison ouvre le 15 Mai et finit le 15 Septembre.

LA MOTTE-LES-BAINS

L'établissement thermal de La Motte est situé dans l'Isère. — A 32 kilomètres de Grenoble. — Sur la ligne de Gap, avec embranchement à Saint-Georges-de-Commiers, du chemin de fer de la Mure. — Altitude : 630 mètres.

On y exploite deux sources : La *source du Puits* et la *source de la Dame*. La première suffit aux besoins balnéothérapiques et s'emploie en bains et douches et en boisson.

La température de l'eau de La Motte est de 60° à l'émergence.

Voici l'analyse des deux sources par O. Henry (1841) :

	Source du Puits	Source de la Dame
Acide carbonique.	Quantité indéterminée	
Carbonate de chaux . — de magnésie . (primitivement à l'état de bisels.)	0.80	0.64
— de lithine.	0.10	0.06
Sulfate de chaux	1.65	1.40
— de magnésie	0.12	0.10
— de soude anhydre. . . .	0.77	0.67
Chlorure de sodium	3.80	3.56
— de magnésium	0.14	0.12
— de potassium.	0.06	0.05
Iodures alcalins	Traces sensibles	
Bromures alcalins	0.02	Traces sensib.
Silicate d'alumine	0.02	0.05
Crénate et carbonate de fer . .	0.02	0.014
Manganèse	Traces	Traces
Arsenic à l'état d'arseniate de fer.	0.001	0.001
	7.501	6.665

Les eaux de La Motte sont indiquées dans le rhumatisme avec prédominance du système lymphatique et hyperplasies déformantes avec atonie générale (Gubian) (1).

D'après le docteur Baron (2), la forme de rhumatisme qui se trouve le mieux de l'emploi des eaux de La Motte est la forme articulaire fixe accompagnée d'engorgements ou d'épanchements synoviaux.

(1) Les eaux salines mixtes thermales de La-Motte-les-Bains (1884.)

(2) Annales de la Société d'Hydrologie, T. VII.

L'eau de La Motte se prend en boisson, et s'administre en bains de durée plus ou moins longue et à toute température, en demi-bains, manuluves, pédiluves, en lotions, en douches chaudes générales avec massage, sudation, en douches de vapeurs, douches tempérées, chaudes, etc., etc.

Le tempérament qui s'accommode le mieux du traitement thermal dans cette station est le tempérament lymphatique.

Le traitement employé dans cette station pour combattre le rhumatisme consiste en bains chauds à 40° et en douches chaudes de 42° à 50°.

L'établissement thermal est ouvert du 1er Juin au 20 Septembre.

B. — Chlorurées-sodiques bicarbonatées

LA BOURBOULE

Dans le département du Puy-de-Dôme. — Arrondissement de Clermont-Ferrand. — A 7 kilomètres du Mont-Dore. — On se rend à la Bourboule par chemin de fer jusqu'à la gare de Laqueuille, située à 10 kilomètres de la ville thermale. — Altitude : 850 mètres.

La Bourboule possède sept sources ; mais les deux les plus importantes sont *Choussy* et *Perrière* qui, du reste, communiquent entre elles. (*Vérité.*)

Elle possède trois établissements thermaux : 1° L'*Etablissement des Thermes*, nouvellement construit ; 2° l'*Etablissement Choussy ;* 3° l'*Etablissement Mabru.*

Voici l'analyse de la source Perrière-Choussy par MM. Jules Lefort et Bouis (1878) :

TEMPÉRATURE	à la surface de l'eau .	56°5.
	au fond du puits . . .	60°1.

Arsenic métallique.	0.00705
Ou acide arsenique.	0.01081
Ou arseniate de soude du Codex.	0.02847
Acide carbonique libre.	0.0518
Chlorure de sodium	2.8406
— de potassium	0.1623
— de lithium	Indiqué
— de magnésium. . . .	0.0320
Bicarbonate de soude	2.8920
— de chaux	0.1905
Sulfate de soude	0.2084
Peroxyde de fer	0.0021
Oxyde de manganèse.	Indices
Acide silicique	0.1200
Alumine	Indices
Matière organique	Indices
	6.4997

La Bourboule est indiquée surtout dans les rhumatismes survenant chez des scrofuleux. Mais son action est toutefois moins énergique que celle de Barèges.

D'aprés Noël Guéneau de Mussy (1), le rhumatisme noueux y trouverait une médication efficace.

La saison thermale s'étend du 25 Mai au 30 Septembre.

(1) Annales de la Société d'Hydrologie médicale de Paris (1864).

SAINT-NECTAIRE

Dans le département du Puy-de-Dôme. — Dans l'arrondissement et à 26 kilomètres d'Issoire. — Altitude : 784 mètres. — On se rend à Saint-Nectaire par le chemin de fer de Paris à Lyon et à la Méditerranée (ligne du Bourbonnais) jusqu'à la station de Coudes. — De cette station à Saint-Nectaire, deux heures de trajet en voiture.

Cette station comprend : 1° Saint-Nectaire-le-Bas ; 2° Saint-Nectaire-le-Haut.

1° SAINT-NECTAIRE-LE-BAS

Les sources exploitées à Saint-Nectaire-le-Bas sont : 1° La grande source Boëtte (T. 46°) ; 2° La source Saint-Césaire ou Petite source Boëtte (T. 42°) ; 3° La grande source Mandon ou Gros Bouillon (T. 37°) ; (Ces trois sources sont employées en bains et en douches) ; 4° La source de la Coquille (T. 26°5), employée en douches vaginales ; 5° La source des Dames (froide) ; 6° La source Gubler (T. 38°).

Voici les analyses des deux plus thermales d'entre elles, faites par le laboratoire de l'Ecole des Mines :

	Grande source Boëtte	Source Saint-Césaire
Résidu fixe par litre. . .	5.9400	6.0260
On a dosé par litre d'eau		
Acide libre.	0.2061	0.3280
Acide carbon. des bicarbonates .	2.4814	2.5762
Acide chlorhydrique.	1.7526	1.7399
Acide sulfurique. . .	0.0858	0.0892
Silice.	0.0215	0.0235
Oxyde de fer.	0.0074	0.0058
Chaux	0.1288	0.1230

Magnésie	0.1391	0.1318
Potasse	0.1461	0.1673
Soude	2.8533	2.8798
Matières organiques.	0.0073	0.0090
Acide phosphorique .	Traces	Traces
Acide arsenique. . .	0.0015	0.0008
Lithine.	Traces	Traces
Iode	Traces très	faibles.
	7.8309	8.0743

Il y a deux établissements : 1° Le Grand Etablissement qui exploite les sources Saint-Césaire, Grande source Boëtte, Gubler, des Dames ; 2° L'Etablissement romain possédant les sources Mandon ou Gros Bouillon et la source de la Coquille.

2° SAINT-NECTAIRE-LE-HAUT

Saint-Nectaire-le-Haut exploite 6 sources : 1° La source Rouge (T. 23°1) ; 2° La source du Mont-Cornadore (T. 39°7) ; 3° La source du Rocher (T. 41°) ; 4° La source du Parc (T. 21°3) ; 5° La petite source Rouge (T. 18°) ; 6° La source Romaine (T. 14°5).

Voici les analyses des sources du Rocher et du Mont-Cornadore, par Villm :

	Source du Mont-Cornadore	Source du Rocher
Silice	0.1280	0.1275
Alumine	0.0024	»
Bicarbonate calcique . . .	0.6560	0.5823
— magnésique.	0.5389	0.4704
— ferreux . . .	0.0231	0.0267
— sodique . . .	2.3131	2.7292
— potassique .	0.3226	0.3770

Bicarbonate lithique . . .	0.1027	0.0618
Sulfate sodique	0.1401	0.1655
Chlorure sodique	2.1335	2.4496
Arseniate ferreux.	0.0025	0.0025
Borate de soude	»	»
	6.3599	6.9925
Acide carbonique libre . .	0.7083	0.4124

Les eaux de Saint-Nectaire seront indiquées dans les rhumatismes chroniques, chez les lymphatiques et les scrofuleux.

La saison a lieu du 1er Juin au 15 Septembre.

C. — Chlorurées-sulfurées

GRÉOULX

Dans le département des Basses-Alpes. — Arrondissement de Digne. — Desservi par les stations de Manosque et Mirabeau (Paris-Lyon-Méditerranée). — Ligne de Lyon à Marseille. — De ces deux stations à Gréoulx : 2 heures de trajet en voiture. — Altitude : 350 mètres.

Gréoulx possède deux sources : 1° La Source Ancienne ou Gravier (T. 38°7) ; 2° La Source Nouvelle (T. de 20° à 23°).

Voici l'analyse de la Source Ancienne, par Grange, et confirmée par Chatin :

Eau : Un Litre :

Carbonate de chaux. . . .	0.155
— de magnésie. .	0.059

Sulfure de calcium	0.050
Sulfate de soude.	0.150
— de chaux	0.156
Chlorure de sodium. . . .	1.541
— de magnésium. .	0.195
Iodure et bromure	0.064
Acide silicique.	0.120
Alumine.	0.049
Matière organique	0.029
	2.629

Les eaux de Gréoulx sont administrées en bains, étuves, douches et piscines. Elles s'adressent au rhumatisme chronique torpide, aux névralgies (Doux) et au rhumatisme musculaire.

La saison s'étend de Mai à Octobre.

TERCIS

Dans le département des Landes. — A 7 kilomètres de Dax. — Desservi par les stations de Dax et de Rivière (Chemin de fer de Bordeaux à Irun).

En voici l'analyse par M. Félix Coudanne (1861), pharmacien à Dax :

EAU : UN LITRE

Hydrogène sulfuré libre. .	1cc818594
Chlorure de sodium	2.1652
— de magnésium. .	0.1127
— de calcium	0.0172
Silicate de soude	0.0623

Sulfate de soude	0.0290
— de chaux	0.0935
— de magnésie	0.0085
Bicarbonate de chaux . . .	0.1357
— de magnésie. .	0.0123
— d'ammoniaque	0.000813
— de lithine. . . .	Traces
— de fer.	
Borates	Traces
Phosphates	
Alumine	
Iodure alcalin	Traces notables
Matières organiques	0.1030
Total	2gr7402

Le traitement thermal y consiste en bains tempérés et boisson.

En raison des conditions spéciales du climat de la région, on peut y faire le traitement pendant toute l'année.

URIAGE

Dans le département de l'Isère, à 7 kilomètres de Grenoble. — Desservi par la gare de Gières (Paris-Lyon-Méditerranée, ligne de Grenoble à Chambéry). — De Gières à Uriage : 6 kilomètres. — Altitude : 475 mètres.

La dernière analyse des eaux d'Uriage remonte à 1865; elle est due à M. Lefort.

Elle a donné les résultats suivants pour un litre d'eau :

Azote à 0 degré et à 760 mm.	19cc5
Acide carbonique libre. . .	3cc2
ou.	0.0062
Acide sulfhydrique.	7cc3443
ou.	0.0113
Chlorure de sodium	6.0569
— de potassium. . .	0.4008
— de lithium	0.0078
— de rubidium . . .	Impondérable
Iodure de sodium	Impondérable
Sulfate de chaux	1.5205
— de magnésie	0.6048
— de soude	1.1875
Bicarbonate de soude . . .	0.5555
Hyposulfite de soude. . . .	Indices
Arseniate de soude.	0.0021
Sulfure de fer.	Impondérable
Silice	0.0790
Matière organique	Indices
	10.4262

L'eau ayant une température nativement trop peu élevée (de 26 à 27°), est chauffée par un procédé ingénieux qui ne modifie en rien sa composition chimique.

Dans le traitement du rhumatisme chronique, elle est employée en bains et douches auxquels on joint très souvent le massage.

Quoique la spécialisation de ces eaux soit le traitement du lymphatisme et de la scrofule (surtout dans leurs manifestations osseuses et ganglionnaires) et de certaines affections de la peau (Doyon), on les emploie efficacement dans le traitement du rhumatisme chronique chez les lymphatiques et les scrofuleux.

La saison d'Uriage commence le 15 Mai et finit le 15 Septembre.

Eaux Bicarbonatées

« Les bicarbonatées se subdivisent en quatre « classes : 1° soit que le bicarbonate prédomine seul « *(bicarbonatées-sodiques simples)* ; 2° soit qu'il « partage cette prédominance avec les chlorures « *(bicarbonatées-chlorurées)*; 3° soit que les sulfates « à leur tour prédominent *(bicarbonatées-sulfatées)*; « 4° soit enfin que les carbonates, les chlorures, les « sulfates se rencontrent dans la même eau en « proportions égales.

« Ce qui caractérise cette famille, c'est la présence « des carbonates alcalins ; celui qui s'y rencontre le « plus fréquemment est le bicarbonate de soude, puis « le carbonate de chaux et enfin le carbonate de « magnésie.

« Les bicarbonatées sont limpides, sans odeur, « sauf celles qui contiennent des sulfates ; leur goût « est acide, piquant, pour celles qui renferment de « l'acide carbonique en excès. » (1)

Nous laisserons de côté les sources froides et

(1) Ch. Campardon. — Guide de thérapeutique aux eaux minérales et aux bains de mer.

nous ne nous occuperons que des thermales. Parmi celles-ci, nous signalerons *Vichy* (bicarbonatée-sodique), *Lamalou* et *Pougues* (bicarbonatées-mixtes) et *Royat* (bicarbonatée-chlorurée.)

Vichy et *Pougues* seront tout spécialement indiquées dans le rhumatisme abarticulaire, viscéral (dyspepsie, gastralgie, entéralgie, etc.)

Lamalou et *Royat* seront réservées aux rhumatisants lymphatiques, affaiblis, qui ne supportent pas facilement l'excitation : elles conviendront également aux névropathiques.

LAMALOU

Distant de 40 kilomètres de la Méditerranée. — Lamalou est situé dans le département de l'Hérault. — Arrondissement de Bédarieux. — Il est desservi par la gare de Bédarieux.— De Bédarieux à Lamalou : 6 kilomètres. — La station est à 180 mètres d'altitude.

La station de Lamalou comprend trois établissements qui portent les noms de *Lamalou-le-Haut*, *Lamalou-le-Bas* ou *l'Ancien* et *Lamalou-le-Centre*, situés à quelques minutes les uns des autres.

Ces établissements, dit le Dr Bareti (1), possèdent les mêmes eaux. Voici la température de ces diverses sources :

Lamalou-le-Haut, 30°.

Lamalou-le-Centre, 28°.

Lamalou-le-Bas, 35 à 39°.

Nous nous bornerons à citer l'analyse de Lamalou-

(1) De la métallothérapie balnéaire à propos d'une visite aux bains de Lamalou, par le Dr Bareti (de Nice). — (Revue d'Hydrologie médicale française et étrangère, 1er juin 1881).

le-Bas, qui, comme nous le dirons plus bas, semble plus spécialement s'adresser au rhumatisme.

Eau : Un Litre

Acide carbonique . . .	0.8280
Bicarbonate de soude .	0.7711
— de potasse.	0.1242
Carbonate de chaux. .	0.4528
— de manganèse.	0.1863
Peroxyde de fer. . . .	0.0251
Sulfate de soude	Traces
Chlorure de sodium. .	0.0187
Acide silicique.	0.0638
Alumine	0'0302
Matière organique azotée . . .	Quantité indét.
	1.6722 (Bérard)

Le traitement consiste surtout en bains de piscine. Les douches constituent un moyen adjuvant. Le bain de piscine dure de 30 à 40 minutes en général.

Dans leur ensemble, les eaux de Lamalou sont à la fois toniques et sédatives.

Lamalou-le-Haut est sédatif et reconstituant.

Lamalou-le-Bas est plutôt excitant (ce qui serait dû à sa température relativement élevée).

Lamalou-le-Centre se rapproche du Haut par ses effets.

Les rhumatismes sont traités plus efficacement à Lamalou-le-Bas qu'à Lamalou-le-Haut. Lamalou-le-Haut est spécialement indiqué pour les malades impressionnables et chez lesquels on pourrait redouter quelque congestion vers un organe menacé ou précédemment atteint.

Saison : du 1er Mai au 15 Oclobre.

POUGUES

Dans le département de la Nièvre. — Station de la ligne Paris-Lyon-Méditerranée (de Paris à Nevers). — Altitude : 200 mètres.

Pougues possède plusieurs sources dont la principale est la source Saint-Léger, T. 12°.

En voici une analyse, faite en 1874, par M. l'ingénieur en chef Moissenet, professeur et directeur des Essais à l'Ecole des Mines :

Résidu fixe par litre d'eau : 2gr3400

On a dosé par Litre :

Acide carbonique libre. . .	1.3190
Acide du bicarbonate. . . .	1.6692
Acide chlorhydrique	0.1271
Acide sulfurique	0.1098
Silice	0.0250
Oxyde de fer	0.0120
Chaux.	0.6400
Magnésie	0.1172
Soude.	0.4776
Potasse.	Traces
Lithine	0.0040
Matières organiques	0.0320
	4.5329

Les eaux de Pougues seront employées avec avantage dans le rhumatisme viscéral (gastralgie, dyspepsie.)

Les bains et les douches sont combinés au traitement interne.

La saison commence le 1er Mai et finit le 1er Octobre.

ROYAT

Dans le département du Puy-de-Dôme. — La station est desservie : 1° par la gare de Royat (sur la ligne de Clermont-Ferrand à Tulle (réseau de la Compagnie d'Orléans) ; 2° par la gare de Clermont-Ferrand (ligne de Paris-Lyon-Méditerranée. (Bourbonnais). — Altitude : 450 mètres.

Il y a quatre sources à Royat : 1° la grande source Eugénie ; 2° la source César ; 3° la source St-Mart ; 4° la source St-Victor.

Voici les analyses de ces quatre sources faites, les deux premières, par M. Jules Lefort en 1857, et les deux autres par M. Truchot, en 1876 :

	Gr. source Eugénie	César	St-Mart	St-Victor
	T. 35°50	29°	30°	20°
Bicarbonate de soude .	1.349	0.302	0.421	0.888
— de potasse . .	0.436	2.286	0.365	0.888
— de chaux . .	1.000	0.686	0.953	1.021
— de magnésie .	0.677	0.397	0.611	0.646
— de fer	0.040	0.025	0.043	0.056
— de manganèse	traces	traces	traces	traces
Chlorure de lithium . .	0.035	0.009	0.035	0.035
Chlorure de sodium. .	1.728	0.766	1.682	1.649
Arseniate de soude . .	traces	0·000	traces	traces
Sulfate de soude. . . .	0.185	0.115	0.163	0.165
Phosphate de soude . .	0.018	0.014	0.007	traces
Iodure et bromure de sodium	indices	traces	indices	traces
Silice.	0.156	0.167	0.102	0.095
Alumine	traces	traces	traces	traces
Matières organiques. .	indices	indices	indices	indices
Total des matières fixes, les sels étant à l'état de bicarbonates	5.888	2.848	4.455	4.637

Gaz acide carbonique libre	0:748	1.229	1.709	1.492
Gaz azote	0.052	0.038	0.042	0.042
Gaz oxygéne.	0.011	0.009	0.008	0.008

La *grande source Ste-Eugénie* est la plus abondante et la plus riche. C'est à elle que les bains de Royat doivent en grande partie leur renommée, car c'est elle qui permet d'entretenir dans les baignoires un courant continu d'eau minérale qui y maintient une température toujours égale. Elle alimente les bains du grand Etablissement (35° centig.)

La source St-Mart se rapproche beaucoup de la précédente et sa température la rend précieuse pour les bains tempérés. Elle alimente les bains du même nom.

L'établissement de César ne compte que douze baignoires. Mais comme la durée de l'immersion ne dépasse pas ordinairement 20 minutes, en raison de la température de l'eau (28°), il peut recevoir un assez grand nombre de malades.

La source St-Victor est employée en boisson.

Parmi les maladies tributaires de Royat, nous citerons le rhumatisme erratique, viscéral et nerveux, ainsi que les arthritides.

La saison thermale s'étend du 15 Mai au 15 Octobre.

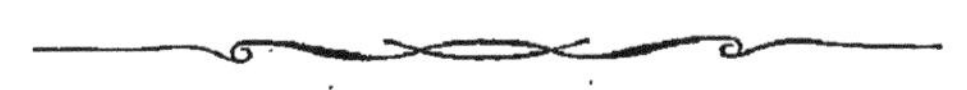

VICHY

Dans le département de l'Allier. — Arrondissement de La Palisse. — Station du chemin de fer de Paris à Lyon et Méditerranée (par le Bourbonnais). — Altitude : 250 mètres.

Les principales sources de Vichy sont : La Grande Grille (41°); L'Hôpital (31°); Les trois sources des Célestins (de 12 à 14°) ; La source Lucas (29) ; Le Puits Chomel (44°); Le Puits Carré (44°); La source Mesdames (16°) ; La source Lardy (23°) ; La source du Parc (22°) ; La source d'Hauterive (14°).

Toutes ces sources appartiennent à l'Etat et c'est leur groupement qui alimente la station thermale de Vichy.

Les eaux de Vichy ont été analysées en 1855 par M. Bouquet. Nous nous contenterons de donner le résultat de cette analyse pour d'eux d'entr'elles :

	Grande Grille	Hôpital
Acide carbonique libre dissous.	0.908	1.067
Bicarbonate de soude	4.883	5.029
— de potasse	0.352	0.440
— de magnésie . . .	0.303	0.200
— de strontiane . . .	0.003	0.005
— de chaux	0.434	0.570
— de protoxyde de fer.	0.004	0.004
— de protoxyde de manganèse.	Traces	Traces
Sulfate de soude	0.291	0.291
Phosphate de soude	0.130	0.046
Arseniate de soude.	0.002	0.002
Borate de soude	Traces	Traces
Chlorure de sodium	0.534	0.518
Silice	0.070	0.050
Matière organique bitumineuse.	Traces	Traces
	7.914	8.222

Les eaux les plus thermales de Vichy peuvent être utilisées pour le traitement du rhumatisme chronique et en les associant au traitement interne, on pourra obtenir de bons résultats dans les formes compliquées de dyspepsie, de gastralgie, d'entéralgie, etc.

La saison s'étend du 1er Avril au 1er Octobre.

EAUX SULFATÉES

Les eaux sulfatées ont été divisées en sous-classes, d'après la prédominance de leurs bases : 1° Les sulfatées-sodiques ; 2° Les sulfatées-calciques ; 3° Les sulfatées-mixtes ; 4° Les sulfatées-magnésiques.

Les sulfatées-sodiques et magnésiques se trouvant par l'emploi qu'on en fait (elles présentent toutes le caractère purgatif), appartenir plutôt à la matière médicale commune qu'à la médication thermale elle-même, nous ne devons nous occuper que des sulfatées-calciques et des sulfatées-mixtes.

Ces eaux n'offrent pas de caractères généraux, ni chimiques, ni thérapeutiques.

Les sulfatées-calciques sont en général faiblement thermales, assez peu minéralisées, plus ou moins chargées d'acide carbonique. L'action de la plupart d'entre elles se résume en des effets de sédation et leur indication thérapeutique est l'état névropathique.

Ce sont des eaux *sédatives* dont les applications se confondent à peu près avec celles des eaux indéterminées.

Mises en œuvre par les procédés hydrothérapiques, elles rendent de grands services dans le traitement du rhumatisme chez les gens nerveux, où il est nécessaire d'éviter toute excitation trop active de la lésion, par suite de l'élément nerveux prédominant.

Les plus employées dans le traitement du rhumatisme chronique sont *Bagnères-de-Bigorre* et *Saint-Amand* (Nord).

BAGNÈRES-DE-BIGORRE

Dans le département des Hautes-Pyrénées, à l'entrée de la vallée de Campan. — Station du chemin de fer du Midi. — Altitude : 527 mètres.

On exploite à Bagnères-de-Bigorre : 1° des eaux salines, appartenant au groupe des sulfatées-calciques ; 2° des eaux ferrugineuses froides ; 3° une eau sulfurée-sodique *(source de Labassère) ;* 4° une source froide non minérale, employée à mitiger les bains d'eau thermale et à donner des douches *(source de la Sarre.)*

Le groupe des *sulfatées-calciques* comprend un grand nombre de sources : Salies, T. 51° — Théas, 51° — Cazaux, 51° — Dauphin, 49° — St-Barthélemy, 48° — Roc de Lannes, 48° — Reine, 46° — Bellevue, 46° — la grande source de la Tour, 45° — St-Roch, 41° — Fontaine Nouvelle, 38° — Petit Prieur, 36° — Versailles, 36° — Grand Pré, 36° — Mora, 38° — La Rampe, 35° — Foulon, 35° — Petit Baréges, 33° — Platane, 33° — Marie-Thérèse, 33° — Les trois sources de Salut, 33°, 32°5, 32°.

Toutes ces sources sont employées en bains et en douches.

Le groupe des *ferrugineuses,* comprend quatre sources froides qui sont : 1° la source de la Ville ; 2° la source De Lavigne ; 3° la source Brauhauban ; 4° le Grand Pré. Et enfin, le groupe des *sulfureuses* comprend : 1° la source de Labassère (sulfurée-sodique), 13° ; 2° la Tour ; 3° Mora, 17° (sulfurées-calciques.)

Comme les sulfatées calciques sont les seules sources que l'on emploie dans la station contre le rhumatisme, nous donnerons l'analyse de deux d'entre elles.

Analyse de la source de Salies par Filhol (1861) :

Sulfate de chaux	1.7352
— de magnésie.	0.3727
— de soude.	0.0399
— de potasse.	Traces
Carbonate de protoxyde de fer .	0.0011
— de magnésie	0.0034
— de chaux	0.0580
Chlorure de potassium	0.0103 (Wilm)
Chlorure de sodium.	0.2120
Silice.	0.0278 (Wilm)
Silicate de chaux	0.1350
Glairine	Quantité indét.
TOTAL DES MATIÈRES FIXES . .	2.5573
Gaz azote	Traces
Gaz acide carbonique.	11cc (Wilm)
Gaz oxygène	—

Analyse des sources de La Tour par Filhol et Senderens (1883) :

Bicarbonate de fer	0.00170
— de calcium	0.11527
— de magnésium . .	0.00280
Sulfate de calcium	1.66937
— de magnésium	0.33874
— de sodium	0.00987
— de lithium	Traces
Chlorure de sodium	0.15304
Chlorure de potassium.	0.01135
Arseniate de sodium.	Traces
Phosphate de calcium	0.00478
Silicate de calcium.	0.03816
Silice en excès	0.01472
Matière organique. Pertes. . .	0.00889
Résidu total pour un litre d'eau.	2.33200
Acide sulfhydrique.	Traces
Ammoniaque.	Traces
Acide carbonique libre.	0.05230

Les établissements appartenant à la ville sont : 1° le Grand Etablissement thermal ou Thermes Marie-Thérèse ; 2° l'Etablissement Théas ; 3° les Néothermes.

Plus nombreux sont les établissements privés. Ce sont : les établissements Cazaux, — Bellevue, — Petit Prieur, — Mora, — Versailles, — Petit Baréges, — le Grand Pré.

A un kilomètre de la ville, se trouve l'établissement de *Salut*, utilisant trois sources : La Montagne 34°,— L'Intérieur 33°90, — La Pompe 32°20.

Les eaux de Bagnères seront indiquées dans le traitement du rhumatisme chronique chez les gens nerveux et irritables.

L'époque où la station est le plus fréquentée s'étend du 15 Juillet au 15 Septembre.

SAINT-AMAND

Dans le département du Nord. — A 10 kilomètres de Valenciennes.

Les thermes de Saint-Amand renferment des boues minérales, cinq sources dont quatre sulfureuses et une saline, et un établissement complet d'hydrothérapie.

Les sources sont : 1° la Fontaine Bouillon (la plus ancienne) ; 2° la source du Pavillon ruiné ; 3° la source Vauban ; 4° la Petite Fontaine ; 5° la Fontaine d'Arras ou de l'Evêque d'Arras. Leur température, comme celle des boues, est de 26°.

Voici, d'aprés M. Pallas, les analyses des eaux et des boues de cette station :

Analyse des Eaux. — *Par Litre*

Sulfate de chaux	0.615
— de magnésie . .	0.445
Carbonate de chaux . .	0.200
— de magnésie.	0.060
Chlorure de sodium . .	0.050
— de magnésium.	0.050
Fer	0.020
Silice	0.010
Total.	1.450

Analyse des Boues. — *Par Kilogramme*

Gaz acide carbonique.	0.10
Acide sulfhydrique. .	0.03
Eau	550.00
Matière extractive . .	12.20
— végéto-minérale.	68.80
Carbonate de chaux .	15.69
— de magnésie.	5.68
Fer	14.50
Soufre	2.00
Silice	304.00
Perte pendant l'opération	27.00
	1000.00

Les boues de Saint-Amand ont une couleur noire, une odeur sulfureuse. Comme leur température est peu élevée, on s'est servi de différents systémes pour l'élever. Les uns consistaient à mélanger la boue avec de l'eau chauffée, les autres à faire traverser les cases par des tuyaux remplis d'eau chaude ou de vapeur. M. le docteur Charpentier se servait d'appareils remplis de sable fortement chauffés qui, placés dans la boue de chaque loge une heure avant que le malade n'y entrât, en élevaient la température de 8 à 12 degrés. Aujourd'hui, on a remplacé le sable par l'eau bouillante. Le traitement y consiste en bains de boues généralement précédés de la douche.

Les eaux et boues de Saint-Amand conviennent aux formes de rhumatisme dans lesquelles l'élément nerveux prédomine.

La saison des bains commence à Saint-Amand le 1er Mai et finit à la fin du mois de Septembre.

Eaux Indéterminées

Ces eaux que l'on a successivement qualifiées d'*inermes* (Gubler), d'*indifférentes*, d'*amétalliques* (Rotureau), d'*oligo-métalliques* (Campardon), ont été définitivement rangées par M. Durand-Fardel sous le nom d'eaux *indéterminées.*

Au point de vue chimique, elles ont comme caractère commun d'être peu minéralisées et de ne posséder dans cette faible minéralisation aucune dominante qui permette de les classer entre elles.

Au point de vue thérapeutique, l'action de la plupart d'entre elles se résume surtout en effets de sédation.

Pour la plupart, l'indication principale est l'état névropathique.

Elles sont en général hyperthermales.

Les stations indéterminées qui pourront être conseillées aux rhumatisants névropathiques et excitables sont : *Dax*, *Néris*, *Plombières*, *Luxeuil*, *Chaudesaigues*, *Aix (Provence)*, *Ussat*, *Bains.*

AIX (PROVENCE)

Dans le département des Bouches-du-Rhône. — A 25 kilomètres de Marseille. — Station du chemin de fer de Paris-Lyon-Méditerranée (Ligne de Marseille à Lyon).

Les eaux minérales d'Aix ont une température de 36°25 centigrades au griffon, de 35° centigrades dans les réservoirs, de 32° à 34° dans les baignoires, de 26° à 28° dans la piscine de natation. Elles alimentent l'établissement thermal connu sous le nom de *Bains de Sextius.*

Cette température modérée des sources permet de les prendre en bains, à leur température native, c'est-à-dire sans les faire chauffer ni refroidir.

La composition chimique des eaux d'Aix, d'après l'analyse faite en 1878 par l'Ecole des Mines de Paris, est la suivante :

RÉSIDU FIXE PAR LITRE.	0.2540
Acide carbonique des bicarbonates.	0.1346
Acide chlorhydrique. .	0.0142
Acide sulfurique. . . .	0.0274
Silice.	0.0205
Oxyde de fer.	0.0035
Chaux	0.0797
Magnésie	0.0183
Potasse	Traces
Soude	0.0220
Matières organiques. .	0.0040
TOTAL. . . .	0.3242

Les eaux d'Aix sont particulièrement applicables dans les formes de rhumatisme chronique qui s'accompagnent d'éréthisme et de symptômes névropathiques.

BAINS

Bains, située sur le versant méridional du département des Vosges, est chef-lieu de canton de l'arrondissement d'Epinal. — On s'y rend soit par la ligne de Paris-Belfort jusqu'à Port d'Atelier où s'embranche la ligne de Vesoul à Epinal, ligne dont Bains *est une station, soit par la ligne de Paris à Epinal, en passant par Chaumont et Remirecourt, soit par Nancy. — Altitude : 300 mètres environ.*

Les sources de *Bains* se divisent en trois groupes :

1° Les sources chaudes du bain Romain ;

2° Les sources tempérées du Bain de la Promenade ;

3° Les sources non utilisées qui sourdent dans le lit ou sur le bord du ruisseau. La température de ces sources varie de 28° à 59°, ce qui permet de graduer facilement la température des bains.

L'établissement thermal de *Bains* comprend trois installations de bains, désignées sous les noms de :

Bain Romain ;

Bain de la Promenade ;

Pavillon de la Vache.

Les diverses analyses anciennes et récentes dues aux travaux du chimiste Vauquelin et des docteurs Bailly, Poumarède et Pommageot (1884), constatent la présence des éléments suivants : sulfate de chaux, chlorure de sodium, carbonate de soude, carbonate de chaux, silice, oxyde de fer, arsenic, éléments dont la quantité varie suivant les sources.

Le traitement fait à Bains est surtout externe.

Les moyens d'action très variés que possède cette station, la rendent appropriée au traitement du *rhumatisme chronique nerveux.*

Elles sont particulièrement indiquées chez les rhumatisants névropathiques.

CHAUDESAIGUES

Dans le département du Cantal. — Arrondissement de Saint-Flour. — Desservi par la station de Neussargues (chemin de fer de Capdenac à Arvant). — De Neussargues à Chaudesaigues, 54 kilomètres. — Altitude : 650 mètres.

Appelées autrefois *aquæ calentes*, les eaux de Chaudesaigues sont les plus thermales de France : leur température varie de 57° à 81°.

Les sources sont nombreuses. Les principales sont : la source du Par (81°), de la Bonde (72°), de Remontalou, du Moulin (62°).

Voici l'analyse de la source du Par, par M. Blondeau, de Rodez.

EAU : 1 LITRE

Carbonate de soude. . .	0.471
— de chaux. . .	0.050
— de magnésie.	0.010
Oxyde de fer	0.001
Sulfate de soude.	0.045
Sulfate de chaux	0.014
Sulfate de magnésie . .	0.006
Sulfure d'arsenic	Traces
Sulfure de fer	Traces
Chlorure de sodium. . .	0.063
Chlorure de magnésium	0.007
Bromure de sodium . .	0.020
Iodure de sodium. . . .	0.018
Silicate de soude	0.082
Silice	0.013
Alumine.	0.001
Matière organique . . .	0.010
	0.811

Les eaux de Chaudesaigues sont surtout prises en boisson, en bains, douches et étuves.

Mais l'établissement thermal est loin de présenter l'importance et le développement qu'on aurait dû lui donner.

D'après Dufresse de Chassaigne, les eaux de Chaudesaigues conviendraient surtout au rhumatisme musculaire.

Elles seront indiquées dans le rhumatisme chronique consécutif au rhumatisme articulaire aigu chez les individus excitables et névropathiques. (Durand-Fardel.)

La saison s'étend du 15 Mai au 15 Septembre.

DAX

Dans le département des Landes. — Station du chemin de fer du Midi (de Bordeaux à Irun). — Altitude : 13 mètres.

La station de Dax utilise un grand nombre de sources hyperthermales et surtout des *boues végéto-minérales* très efficaces contre le rhumatisme chronique.

Les principales sources sont : Les sources des Baignots ; la source Saint-Pierre ; la source de la Fontaine Chaude ou de la Néhe ; les sources des Thermes romains ; les sources des Thermes (Le Bastion et Sainte-Marguerite) ; les sources du Port ; la source de Séris ; la Demi-Lune.

La température de ces sources varie entre 38 et 64° centigrades.

Voici les deux analyses les plus récentes des eaux et boues de Dax, faite par M. Filhol, en 1883 (1) :

SOURCES
DE
l'Etablissement Thermal des Baignots
T. 61°

Un litre d'eau a donné :

Chlorure de sodium . .	0 g 2860
Bromure	traces.
Iodure.	traces.
Fluorure de calcium. .	traces.
Sulfate de potasse . . .	0 0240
— de soude. . . .	0 1869
— de chaux. . . .	0 1880
Carbonate de chaux . .	0 2314
— de magnésie	0 1022
de protoxyde de fer.	0 0016
— de manganèse.	traces.
— de lithine . . .	traces.
Carbonate de baryte . .	traces.
— de strontiane.	traces.
Phosphate de chaux . .	traces.
Matière organique . . .	traces.
Silice	0 0240
Acide carbonique libre	0 0500
Cuivre.	traces.
Arsenic	traces.
Antimoine	traces.

Par l'analyse spectrale, on découvre en outre des traces de rubidium et de zinc.

BOUES VÉGÉTO-MINÉRALES
DE
l'Etablissement Thermal des Baignots

Cent parties de boues, séchées à la température de 120 degrés, ont donné :

Sable siliceux.	21 g 471
Argile.	46 727
Sulfure ferreux	4 915
Sesquioxyde de fer. . .	6 100
Carbonate de chaux . .	1 800
— de magnésie	0 032
Matière organique . . .	18 902
Sulfure de cuivre . . .	0 028
Arsenic	traces.
Antimoine	traces.
Bromure de sodium . .	traces.
Iodure de sodium . . .	traces.
Fluorure de sodium . .	traces.
Carbon. de manganèse.	traces.
— de lithine . . .	traces.
— de baryte . . .	traces.
— de strontiane .	traces.
Chlorure de sodium . .	0 002
Sulfate de potasse . . .	traces.
— de soude	0 001
— de chaux	0 022
Phosphate de chaux . .	traces.

Les principaux établissements de la ville sont : Le grand établissement thermal des Baignots ; les Thermes Séris ; les Thermes ; les Thermes Romains ; les bains Lauquet ou de Saint-Pierre.

(1) Bulletin de l'Académie de Médecine, 27 mars (1883).

Les boues de Dax sont noires, gluantes et très onctueuses au toucher. Semi-fluides dans leurs couches supérieures, un peu plus compactes dans le fond, elles se laissent facilement pénétrer ; elles n'adhèrent que peu à la peau. Exposées à l'air, elles prennent aussitôt une couleur grisâtre. Leur odeur *sui generis* rappelle de loin celle de l'acide sulfhydrique. Leur température varie entre 38° et 52° centigrades.

Parmi les variétés qui profitent le mieux d'une cure à Dax, nous citerons : le rhumatisme noueux (1), le rhumatisme articulaire chronique, musculaire, névralgique, (sciatique), etc., etc., et généralement le rhumatisme qui se rencontre chez les individus excitables et névropathiques.

Grâce aux conditions spéciales de son climat, on peut envoyer des rhumatisants dans cette station *pendant toute l'année.*

LUXEUIL

Dans le département de la Haute-Saône. — Arrondissement de Lure. — Station du chemin de fer de l'Est (embranchement de Lure à Aillevilliers). — Altitude : 417 mètres.

Les eaux minérales de Luxeuil sont de plusieurs sortes :

1° Des eaux salines thermales ;

2° Des eaux ferrugineuses, également thermales, mais à un moindre degré ;

3° Des eaux indifférentes presque froides.

(1) Traitement du rhumatisme noueux par les *boues végéto-minérales de Dax*, par le Dr *Ch. Lavielle.* (Paris, 1885.)

Nous ne parlerons que des premières, les seules usitées dans le traitement du rhumatisme.

Les eaux *salines thermales* sont fournies par plusieurs sources qui n'ont pas moins de vingt-deux points d'émergence. Celles qu'on emploie le plus ordinairement sont : 1° la source des Capucins T. 40° ; 2° la source des Cuvettes, T. 44°6 ; 3° les sources du grand Bain T. 52°5 ; 4° les sources du Bain Gradué T. 44°4 ; 5° les sources des Fleurs T. 36° ; 6° la source des Dames T. 43°7 ; 7° les sources des Bénédictins, T. 42°2 ; 8° la source de Labienus T. 34°5 ; 9° la source d'Hygie T. 30°5.

Plusieurs analyses ont été faites. Les deux plus récentes sont celles de Leconte (1860) et Wilm (1879).

Voici celle de deux de ces sources par Wilm :

	Grand Bain	Source des Cuvettes
Silice.	0.0924	0.0794
Carbonate de calcium . . .	0.0703	0.0701
Carbonate de magnésium .	0.0033	0.0010
Oxyde de manganèse . . .	0.0035	Traces
Oxyde de fer.	0.0020	Traces
Sulfate de sodium	0.1546	0.0892
Chlorure de sodium	0.7020	0.4001
Chlorure de potassium . .	0.0787	0.0183
Chlorure de lithium	0.0077	Traces
Carbonate de sodium . . .	0.0189	0.0074
Fluor.	Traces	Traces
Borates.	Traces	Traces
Azotates alcalins	Traces	Traces
Arseniate de soude	non dosé	0.0006
Matières orga[es]. et pertes .	0.0350	0.0120
TOTAL PAR LITRE . .	1.1684	0.9782
Alcalinité exprimée en silicate de soude . .	0.0205	0.0172
Acide carbonique libre. . .	0.0181	0.0223

Les eaux de Luxeuil sont utilisées en bains, douches et en boisson. Les bains de piscine sont un des moyens très ordinairement employés dans cette station.

Les piscines de Luxeuil sont renommées à juste titre. Elles sont au nombre de trois : la piscine des Capucins, celle des Bénédictins, et celle du Bain Gradué. Elles sont toutes tempérées : la température la plus élevée ne dépasse pas 36°5 (case du bain gradué.)

Parmi les variétés de rhumatisme qui profitent le mieux de la cure, Tillot (1) cite le rhumatisme musculaire, l'articulaire et le rhumatisme fibreux, aussi bien que cette forme de rhumatisme qui occupe successivement les muscles ou les nerfs et qu'on appelle le rhumatisme nerveux.

Saison du 15 Mai au 1er Octobre.

PLOMBIÈRES

Chef-lieu du département des Vosges. — Chemin de fer de l'Est, embranchement d'Epinal-Aillevillers et Plombières. — A 15 kilomètres de Remiremont. — Altitude : 430 mètres.

Les établissements thermaux et les sources appartiennent à l'Etat qui les a affermées.

Les sources sont les suivantes :

1° Source *Bassompierre*. Elle forme les vapeurs de l'étuve et alimente aussi d'eau chaude les baignoires du bain Romain.

(1) Les eaux de Luxeuil. (Conférence faite à MM. les Membres de la caravane hydrologique. Août 1888.)

2° Source *Müller* (T. 41° au filet principal de gauche et 33° au filet de droite). Alimente les baignoires isolées et les douches du bain Romain.

3° Source *des Dames* (T. 52°).

4° Source *du Crucifix* (T. 47°). Presque exclusivement employée en boisson.

5° Source *des Capucins* (T. 45°). Un vieux préjugé la fait employer par les femmes stériles.

6° Source *Simon* (T. 31°). Sert aux bains et douches du bain tempéré et du bain national.

7° Source *de la route de Luxeuil* (T. 16°).

8° Source *Ferrugineuse* (T. 11°).

Voici l'analyse de trois de ces sources par MM. Henry et Lhéritier (1855) :

	Source du Crucifix	Source des Dames
Sulfate de soude.	0.0820	0.0810
Acide silicique	0.0655	0.0680
Alumine.	0.0100	0.0120
Silicate et carbonate de soude.	0.0700	0.0434
— de magnésie.	0.0040	0.0080
Carbonate de chaux.	0.0300	0.0410
— de magnésie. . . .	0.0300	0.0410
Lithine silicatée.	Traces sensib.	Traces sensib.
Chlorure de sodium.	0.0360	0.0450
Chlorure de potassium	0.0360	0.0450
Arseniate de soude	0.0028	0.0024
Sesquioxyde de fer	Traces sensib.	Traces sensib.
Iodure.	Traces	Traces
Phosphate.	Traces sensib.	Traces sensib.
Fluor ou Fluate	?	?
Acide borique ou borate . . .	?	?
Matière organique azotée . . .	0.0200	0.0200
TOTAL DES MATIÈRES FIXES.	0.3203	0.3208

SOURCE DES CAPUCINS

Acide silicique	0.0340
Alumine	0.0140
Carbonate, silicate et crénate de soude	Traces
— de potasse	Traces sensib.
Carbonate de chaux	0.0150
Carbonate de magnésie	0.0150
Crénate alcalin et terreux	»
Sesquioxyde de fer	Traces
Lithine silicatée	Traces
Chlorure de sodium	0.0171
Chlorure de calcium	0.0171
Chlorure de potassium	0.0171
Sulfate de soude	0.0220
Fluor et lithine	Traces
Arseniate de soude	0.0020
Iodure	?
Phosphate	Traces
Acide borique	»
Matière organique azotée	0.0100
TOTAL DES MATIÈRES FIXES	0.1141

Plombières possède sept établissements thermaux qui sont : 1° Le bain des Dames ; 2° le bain Romain ; 3° le bain Tempéré ; 4° le bain des Capucins ; 5° le bain National ; 6° le bain des Nouveaux Thermes ; 7° les étuves Romaines.

Les eaux de Plombières sont particulièrement applicables aux rhumatisants chroniques à tempérament sanguin ou nerveux.

Elles conviennent aux pléthoriques, sujets à des étourdissements et à des éblouissements, et menacés de congestion ou d'hémorrhagie cérébrale.

Saison : du 15 Mai au 15 Octobre.

PRÉCHACQ

Dans le département des Landes. — Desservi par la station de Laluque. — (Chemin de fer du Midi, ligne de Bordeaux à Irun). — De Laluque à Préchacq : 8 kilomètres.

On utilise à Préchacq des eaux et des boues dont les effets thérapeuthiques sont identiques à ceux que l'on obtient à Dax, la station voisine.

La température des eaux de Préchacq est de 58° centigrades.

Dans l'absence d'une analyse complète et détaillée des eaux et boues de cette station, nous nous contenterons de conclure à l'analogie, sinon à la similitude des eaux et boues de Préchacq avec celles de Dax.

Leur mode d'administration médicale et leurs usages sont exactement les mêmes qu'à Dax. Elles s'adressent aux mêmes maladies.

La station possède deux grands établissements, dont l'un de construction toute récente.

Chacun d'eux est pourvu des ressources qui en rendent l'administration facile et parfaitement scientifique.

Comme ceux de Dax, les établissements thermaux de Préchacq sont ouverts toute l'année.

NÉRIS

Dans le département de l'Allier. — A 8 kilomètres de Montluçon. — Desservi par la station de Chamblet, distante de Néris de 3 kilomètres environ. — Son altitude au-dessus du niveau de la mer est de 380 mètres à l'église (ville haute) et de 355 mètres, place des Thermes (ville basse).

Les sources ou puits sont au nombre de six ; mais en réalité, il n'existe qu'une seule nappe d'eau minérale émergeant d'un sol granitique dont le mica, le quartz et le feldspath constituent l'essence première. Chacun de ces puits a reçu un nom différent : Grand Puits, — Puits de la Croix, — Puits de César ou d'Enfer, — Puits Carré, — Puits Dunoyer, — Puits Innominé.

Leur température est de 52° à 52°5 dans le Grand Puits ; de 51° à 51°5 dans le Puits de la Croix ; de 43°, 49° et 51° dans les divers autres puits.

Voici l'analyse de deux de ces sources par Lefort (1858).

UN LITRE D'EAU A DONNÉ :

	Grand Puits	Puits de la Croix
Température	52°.	51°2
Densité	1.0012	1.0012
Oxygène	0.0000	1cc1
Azote	13cc	10cc2
Acide carbonique libre	0.0490	0.0393
Bicarbonate de soude	0.4169	0.4167
— de potasse	0.0129	0.0125
— de magnésie	0.0057	0.0057
— de chaux	0.1455	0.1463
— de fer	0.0042	0.0033
— de manganèse	Traces	Traces

Sulfate de soude	0.3896	0.3848
Chlorure de sodium	0.1788	0.1782
Iodure de sodium	Traces	Traces
Silice	0.1121	0.1030
Matière organique azotée . . .	Traces	Traces
Poids des combinaisons salines anhydres trouvées par le calcul	1.2657	1.2505
Poids des combinaisons salines trouvées par l'expérience (température au-dessus de 80 centigrades)	1.1445	1.1245

Les bains constituent la partie la plus connue et la plus essentielle de la cure thermale à Néris. Ils se prennent soit dans les baignoires, soit dans les piscines, suivant les indications formulées par le médecin.

La température du bain varie et oscille de 30° à 40° centigrades. Le bain simple, ordinaire, peut durer de dix minutes à une heure. Le bain prolongé, qui d'ordinaire se donne dans des piscines particulières, peut varier de deux heures à sept ou huit heures.

Quant aux piscines, elles sont au nombre de quatre : deux pour les hommes, deux pour les dames, ou pour mieux dire, deux piscines chaudes et deux piscines tempérées. Les piscines chaudes marquent le matin 36° à 37° centigr., et le soir 42° environ ; les piscines tempérées portent 34° à 34°5 pour le matin et pour le soir 32° seulement.

Dans cette station, le traitement du rhumatisme consiste généralement en bains de 35° à 37°, suivis d'une douche de 38° à 40° ou 42°, et en bains de vapeurs.

Les eaux de Néris sont indiquées chez les rhumatisants névropathes et dans les formes qui s'accompagnent de névralgies.

Elles conviennent également aux névralgies rhumatismales.

Saison : du 15 Mai au 15 Octobre.

USSAT

Dans le département de l'Ariège, dans l'arrondissement et à 18 kilomètres de Foix, dans le canton et à 3 kilomètres de Tarascon-Ariège. — Station du chemin de fer du Midi. — (Ligne de Toulouse à Ax). — Altitude : 454 mètres.

Des trois établissements thermaux, le principal est la propriété de l'hospice de Pamiers.

Aujourd'hui la température du mélange des griffons à l'entrée de la galerie, est de 38° centigrades. 40 baignoires de marbre présentent une graduation de 32° à 36°, circonstance précieuse qui permet de varier les indications.

L'analyse chimique des eaux des divers griffons de l'eau d'Ussat a donné en 1856, pour 1000 grammes, à Filhol, les principes qui suivent :

Bicarbonate de chaux . . .	0.6995
— de soude . . .	0.0381
— de magnésie .	Traces
— de fer	Traces
Sulfate de magnésie	0.1791
Sulfate de soude	0.0583
Sulfate de potasse	0.0200

Sulfate de chaux	0.1920
Chlorure de magnésium . .	0.0420
Matière organique et perte.	0.0471
TOTAL DES MATIÈRES FIXES .	1.2761

Gaz acide carbonique .	16gr57
Gaz azote	20gr38
Gaz oxygène.	1gr05
TOTAL DES GAZ. . .	38gr00

Le traitement thermal consiste presque en totalité dans l'administration des bains, qui se prennent tempérés ; ils ne pourraient être pris chauds qu'en élevant artificiellement la température. Comme la caractéristique de la station est la sédation, Ussat sera indiqué dans les rhumatismes à caractère névralgique.

La saison dure du 1er Juin au 1er Octobre.

TABLE DES MATIÈRES

	PAGES
Aix-les-Bains	133
Aix (Provence)	168
Amélie-les-Bains	120
Atrophie consécutive aux arthrites	41
Arthrite sèche	6
Arthritides	35
Ax	122
Bain à 34°	82
Bain à 37°	82
Bain à 40°	83
Bain au-delà de 40°	84
Bain à température croissante de *Lasègue*	82
Bain à eau courante	85
Bain de Boues	57
Bains Généraux	74
Bains de vapeurs	99
Bains de piscine	86
Bains (Vosges)	169
Bagnères-de-Luchon	128
Bagnères-de-Bigorre	162
Balaruc	137
Barèges	123
Bourbonne-les-Bains	139
Bourbon-Lancy	141
Bourbon-L'Archambault	143
La Bourboule	146
Bicarbonatées (Eaux)	154
Cardiaques (Traitement thermal chez les)	64
Cauterets	125
Chaudesaigues	170
Chlorurées-sodiques (Eaux)	135

Chlorurées-sodiques bicarbonatées (Eaux) . . . 146
Chlorurées-sulfurées (Eaux). 150
Conferves (Application de) 107
Contractures consécutives aux arthrites 43
Contre-indications du traitement thermal . . . 64
Dax 171
Demi-Bains 85
Douches d'eau thermale 89
Douches de 30 à 35° 92
Douches de 38 à 45° 93
Durée de la cure 113
Eaux minérales (Action générale des). 110
Eaux-Chaudes 127
Etuves. 99
Gréoulx 150
Hydarthrose. 6
Hémi-Rhumatisme 9
Indications du traitement thermal 46
Indéterminées (Eaux). 167
Lamalou 155
Luxeuil 173
Maladie de *Dupuytren*. 24
Mobilisation des articulations 58
Mode d'action des eaux thermales 76
La Motte-les-Bains. 144
Myodinie 28
Saint-Nectaire 148
Néris 179
Nodosités rhumatismales. 37
Œdème péri-articulaire chronique. 6
Paralysie consécutive aux arthrites 42
Plombières 175
Pougues 157
Points d'élection de la douleur dans le rhumatisme. 6
Préchacq. 178

Pseudo-Rhumatisme 38
Rhumatisme chronique (Diverses formes du) . . 5
Rhumatisme chronique simple articulaire consécutif au rhumatisme articulaire aigu 6
Rhumatisme chronique d'emblée 10
Rhumatisme chronique osseux. 10
Rhumatisme articulaire chronique progressif . . 10
Rhumatisme chronique partiel 17
Rhumatisme d'Héberden. 19
Rhumatisme chronique fibreux. 21
Rhumatisme chronique fibreux articulaire . . . 21
Rhumatisme chronique fibreux péri-articulaire. . 22
Rhumatisme chronique abarticulaire. 24
Rhumatisme fibreux 24
Rhumatisme chronique des synoviales tendineuses. 26
Rhumatisme musculaire. 28
Rhumatisme viscéral 31
Rhumatisme du système nerveux 33
Rhumatisme cutané 35
Rhumatisme infectieux 38
Royat. 158
Saint-Amand 165
Saison pour la cure thermale 114
Saint-Sauveur 129
Sulfureuses (Eaux) 117
Sulfurées-sodiques (Eaux) 118
Sulfurées-calciques (Eaux) 119
Sulfatées (Eaux) 161
Tercis. 151
Traitement thermal (Modes du). 73
Troubles musculaires consécutifs aux arthrites. . 40
Uriage 152
Ussat 181
Le Vernet 131
Vichy. 160

DAX. — IMPRIMERIE DE L'AVANT-GARDE, 18, RUE DU MIRAILH.

A LA MÊME LIBRAIRIE

DAX. — Imprimerie de l'AVANT-GARDE, rue du Miraïlh.

1889

www.ingramcontent.com/pod-product-compliance
Ingram Content Group UK Ltd.
Pitfield, Milton Keynes, MK11 3LW, UK
UKHW020125200726
13856UKWH00002B/735